Priyanka Sakhavalkar
Pallavi Salpekar

Cheiloscopia e Rugoscopia: papel na odontologia forense

Priyanka Sakhavalkar
Pallavi Salpekar

Cheiloscopia e Rugoscopia: papel na odontologia forense

ScienciaScripts

Imprint
Any brand names and product names mentioned in this book are subject to trademark, brand or patent protection and are trademarks or registered trademarks of their respective holders. The use of brand names, product names, common names, trade names, product descriptions etc. even without a particular marking in this work is in no way to be construed to mean that such names may be regarded as unrestricted in respect of trademark and brand protection legislation and could thus be used by anyone.

Cover image: www.ingimage.com

This book is a translation from the original published under ISBN 978-3-330-33272-0.

Publisher:
Sciencia Scripts
is a trademark of
Dodo Books Indian Ocean Ltd. and OmniScriptum S.R.L publishing group

120 High Road, East Finchley, London, N2 9ED, United Kingdom
Str. Armeneasca 28/1, office 1, Chisinau MD-2012, Republic of Moldova, Europe
Managing Directors: Ieva Konstantinova, Victoria Ursu
info@omniscriptum.com

Printed at: see last page
ISBN: 978-620-8-59295-0

Índice

Introdução	2
Definição e terminologia	5
Retrospetiva histórica	8
Considerações anatómicas: Lábios	15
Classificação das impressões labiais	17
Limitação da cheiloscopia	31
Classificação das rugas palatinas	36
Disparo das rugas palatinas	42
Conclusão	53
Bibliografia	55

Introdução

Os sistemas biométricos conquistaram um nicho de mercado numa altura em que as pessoas exigem medidas de segurança impecáveis que sejam simples, práticas e fáceis de utilizar. A biometria (bio-vida e medida métrica) trata da autenticação automática de pessoas com base nas suas caraterísticas fisiológicas e comportamentais[(1)].

Nos últimos anos, a aplicação da metodologia científica às ciências forenses e à justiça levou à criação e ao reconhecimento de numerosas disciplinas especializadas, que englobam as ciências forenses e deram origem à odontologia forense. A odontologia forense ocupa um lugar central no conjunto dos métodos de identificação forense. Conhecendo o estado dos dentes de uma pessoa, é possível determinar com exatidão a sua identidade.

A odontologia forense é um dos ramos menos estudados e mais fascinantes das ciências forenses. A odontologia forense, um ramo da medicina legal, é definida por Keiser como "o ramo da odontologia que se ocupa, no interesse da justiça, do correto manuseamento e exame das provas dentárias e da correta avaliação e apresentação dos resultados dentários"[2] . A odontologia forense desempenha um papel importante na identificação de uma pessoa em catástrofes naturais ou provocadas pelo homem - eventos que resultam em múltiplas mortes, corpos muito decompostos ou traumatizados que não podem ser identificados por métodos tradicionais como as impressões digitais.[3]

Este ramo é utilizado há muitos anos para identificar vítimas e suspeitos em casos de abuso e de criminalidade organizada.[4] A odontologia forense inclui a gestão, o exame, a avaliação e a apresentação de provas dentárias em processos civis ou penais, bem como a investigação.[5] Shamim T. propôs uma classificação do trabalho da odontologia forense que inclui todas as especialidades dentárias[(6)]

Devido ao potencial dos registos dentários como prova legal, os dentistas forenses tornaram-se parte integrante da equipa forense. A medicina forense não se limita aos dentistas forenses, mas inclui também médicos e radiologistas orais, patologistas orais, pedodontistas, protésicos e médicos forenses[7].

Em sentido estrito, a odontologia forense é a aplicação da arte e da ciência da odontologia na resolução de problemas jurídicos[3]. Avon divide a odontologia forense em três grandes áreas de atividade: a odontologia civil, a odontologia criminal e a odontologia de investigação[79]. O sector civil ocupa-se das catástrofes de massa, como acidentes e terramotos, que exigem a identificação de vítimas em estado avançado de degradação física. Ocupa-se igualmente da determinação da idade dos indivíduos, por exemplo, no caso de vítimas de acidentes amnésicas que devem ser identificadas. O domínio penal, por seu lado, trata da identificação de indivíduos apenas com base nos seus restos dentários em casos de homicídio, violação ou suicídio, através da análise de marcas de mordedura, radiografias do palato e cheiloscopia. Por último, a área de investigação é dedicada à formação de profissionais médicos e dentistas em odontologia forense[80]. Esta breve introdução descreve apenas parcialmente o âmbito do domínio da odontologia forense.

A identificação dentária continua a ser um dos métodos de identificação mais fiáveis e amplamente utilizados, principalmente graças à comparação dos registos ante-mortem e post-mortem[3], em que as caraterísticas conhecidas de uma pessoa (conhecidas como dados ante-mortem) são comparadas com as caraterísticas encontradas num corpo desconhecido (conhecidas como dados post-mortem). No que respeita à identificação forense, a boca oferece uma multiplicidade de possibilidades. A identificação dentária é um dos métodos mais populares para identificar uma pessoa de forma inequívoca, uma vez que os dentes têm caraterísticas distintas. Os dentes são também conhecidos pela sua excecional resistência a condições extremas. O esmalte é o tecido mais duro do corpo e pode, por isso, resistir a danos post-mortem. Devido à sua versatilidade e resistência às influências ambientais, os dentes são considerados um excelente material de identificação post-mortem. Estas propriedades permitem que os procedimentos de identificação sejam efectuados de forma rápida e segura. No entanto, em determinadas circunstâncias, frequentemente em investigações criminais, outros dados podem ser importantes para a identificação de indivíduos. Alguns destes dados provêm da boca e do ouvido moles.

Impressões do tecido perioral. Sabe-se que os lábios e o palato duro têm caraterísticas que podem levar à identificação de uma pessoa.

Cheiloscopia (das palavras gregas cheilos, lábios, e skopein, ver) é o nome dado ao estudo das impressões labiais[8]. Com exceção dos gémeos monozigóticos, as impressões labiais são únicas para um indivíduo. Tal como as impressões digitais e os sulcos palatinos, os sulcos labiais são permanentes e inalteráveis.

O exame da anatomia do palato duro para determinar a identidade de uma pessoa é designado por palatoscopia. As covinhas palatinas são protuberâncias irregulares de tecido conjuntivo localizadas na parte anterior do palato. Podem ser utilizadas como marcadores individuais para identificar pessoas devido à sua grande variabilidade, às suas propriedades individualizantes e à sua estabilidade ao longo do tempo. Desde 1988, as cristas palatinas têm sido consideradas um método fiável de identificação, mesmo para cadáveres que tenham sido radicalmente danificados, por exemplo, pelo fogo; a literatura indica que não há alterações relevantes na morfologia das cristas palatinas.

Esta panorâmica da cheiloscopia e da palatoscopia apresentou um sistema de identificação pessoal que, quando utilizado em combinação com medições biométricas tradicionais como parte de um sistema multimodal, pode melhorar o desempenho do sistema.

Definição e terminologia

Ciência forense

A ciência forense é definida como o estudo e a prática da aplicação da ciência para fins forenses[(1,9)].

A palavra "forense" vem do latim "forensis", que significa "público". No fórum romano, significava "praça pública". No uso atual, fórum refere-se à pertença, utilização ou aptidão para os tribunais da jurisdição. Pode também referir-se a uma discussão ou debate público. A palavra "ciência" pode ser definida como o conhecimento sistematizado obtido através de estudos que utilizam o método científico. A ciência forense refere-se a áreas que podem ser utilizadas num contexto judicial e que são aceites pelo tribunal e pela comunidade científica em geral para distinguir a verdade da falsidade.[10]

Medicina legal

A medicina legal é definida como a ciência da medicina em relação ao direito[(1,9)].

Medicina dentária forense: (Pederson)[9,11]

A Federação Dentária Mundial (FDI) define a medicina dentária forense como "o ramo da medicina dentária que se ocupa, no interesse da justiça, do tratamento e exame corretos das provas dentárias e da avaliação e apresentação corretas dos resultados dentários"[3].

A odontologia forense é o domínio da odontologia que se ocupa do tratamento, exame, avaliação e apresentação corretos das provas dentárias em processos penais ou civis, no interesse da justiça[5].

A odontologia forense refere-se à aplicação da ciência dentária a questões jurídicas[6].

A odontologia forense pode ser melhor definida como a ciência da odontologia em relação à lei[7].

A odontologia forense, um ramo da medicina legal, é definida por Keiser como "o ramo da odontologia que se ocupa, no interesse da justiça, do tratamento e exame corretos das provas dentárias e da avaliação e apresentação adequadas dos resultados dentários"[12].

Cheiloscopia

A cheiloscopia (das palavras gregas cheilos, lábios, e skopein) é o nome dado ao estudo das impressões labiais.[13] A importância da cheiloscopia está relacionada com o facto de as impressões labiais serem únicas para uma pessoa, exceto no caso de gémeos idênticos. As pregas labiais são consideradas permanentes e inalteráveis, tal como as impressões digitais e

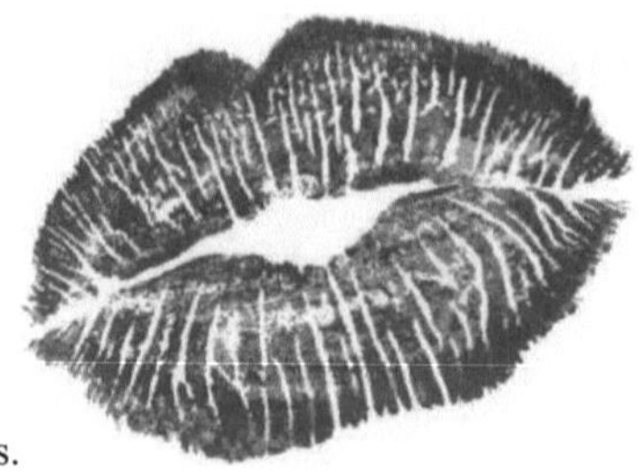

as pregas palatinas.

A palatoscopia é o exame da sutura palatina para determinar a identidade de uma pessoa.[13] A sutura palatina não se altera ao longo da vida e a sua posição interna na cavidade oral protege-a de traumatismos e temperaturas elevadas.

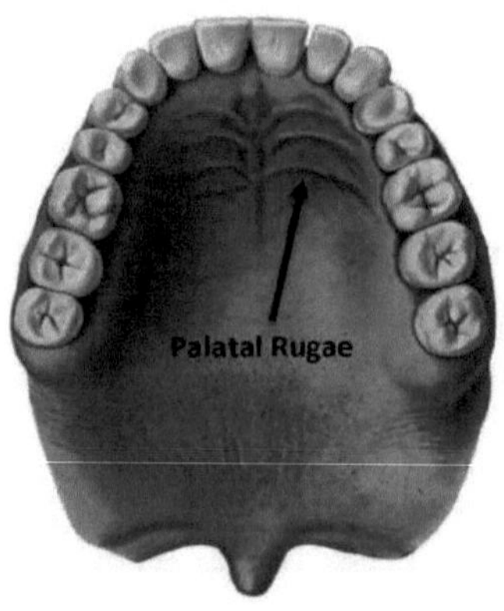

Requisitos técnicos que garantem a aplicabilidade da marca de identificação

Devem ser cumpridos cinco requisitos técnicos básicos para garantir a aplicabilidade de um procedimento de identificação[14] :

- **Uniformidade, individualidade ou variabilidade :**

Esta é a condição para que a combinação de caraterísticas pessoais não se repita noutros indivíduos, ou seja, para que um único indivíduo as apresente. O primeiro termo parece ser o mais adequado, porque menciona explicitamente o facto de cada indivíduo apresentar impressões que são diferentes das dos outros. Tal como não existem duas impressões digitais idênticas (mesmo sob os dedos de uma única pessoa), estudos demonstraram que as impressões labiais e os padrões de rugas são diferentes em duas pessoas diferentes[13].

- **Imutabilidade:**

Estado de imutabilidade das caraterísticas ao longo da vida; por outras palavras, estas caraterísticas não se modificam com o tempo. Todas as caraterísticas de contorno permanecem as mesmas e não são alteradas de forma alguma; a única possibilidade é a "alteração" de um contorno por cicatrização.

- **Durabilidade :**

É a capacidade de certos elementos resistirem ao tempo. As cristas papilares, por exemplo, e portanto o seu contorno, aparecem antes do nascimento (sexto mês de vida intra-uterina) e só desaparecem com a decomposição do cadáver. Os sulcos palatinos, que aparecem por volta do terceiro mês de vida intra-uterina, são absolutamente resistentes.

- **viabilidade :**

Esta condição torna o método adequado para análises de rotina. Esta qualidade responde a certas exigências, como o custo, a facilidade de acesso, a simplicidade do registo, etc. O registo das impressões labiais de uma pessoa é simples, rápido e requer apenas alguns instrumentos. No caso das impressões palatinas, a sua utilização é favorecida pelo seu baixo custo e facilidade de execução.

- **Classificação possível :**

Esta qualidade permite obter e registar o conjunto de caraterísticas inerentes que podem ser utilizadas para a identificação humana, ou seja, a possibilidade de classificação para melhorar o arquivamento e facilitar a localização nos registos. Os requisitos anteriores estão, em certa medida, relacionados com estes. Embora a técnica utilizada para a identificação possa demonstrar consistência, imutabilidade e individualidade, não teria qualquer valor se a classificação não fosse possível.

Tanto as impressões labiais como os sulcos palatinos podem ser classificados para permitir o acompanhamento racional destes dados nos ficheiros.

Retrospetiva histórica

A medicina dentária forense: uma breve história

A história da odontologia forense remonta a cerca de 4500 anos. Uma das primeiras identificações dentárias registadas remonta a 2500 a.C., quando Junker encontrou dois molares ligados por um fio de ouro num túmulo em Gizu.

O primeiro caso registado diz respeito a uma mulher associada ao imperador Nero, que foi identificada após a sua morte pela disposição única dos seus dentes[15].

Uma nova era na odontologia forense começou no século XVII, quando um corpo foi identificado a partir dos dados dentários de uma pessoa falecida conhecida pessoalmente pelo dentista[12].

O primeiro caso na América: Paul Revere, um dentista e ourives, conseguiu identificar claramente o corpo do Major-General Joseph Warren depois de este ter sido exumado de uma vala comum.

A primeira identificação dentária americana verdadeiramente famosa teve lugar em Boston, em 1850. A identidade do médico assassinado, Dr. George Parkman, foi estabelecida a partir de vestígios dentários. O assassino, o professor de Harvard Dr. John Webster, tinha tentado livrar-se do corpo queimando-o no forno do seu laboratório. No entanto, uma prótese parcial e parte do maxilar foram recuperados de uma casa de banho, onde tinham sido eliminados após a cremação. Embora um perito dentário tenha afirmado que, na sua opinião, era improvável que um dentista se lembrasse dos cuidados dentários prestados a pacientes anteriores, o júri discordou.

O primeiro caso de morte em massa ocorreu em Paris, em 1897. Um incêndio num bazar de caridade fez 126 vítimas. Uma vez que os métodos de rotina para identificar a hora, a aparência e os objectos pessoais eram eficazes para menos de 100 das vítimas, recorreu-se à identificação dentária[(7)].

O Dr. Oscar Amoedo apresentou um artigo sobre a identificação do caso, que foi publicado na Dental Cosmos em 1897. Foi também o autor de um manual de odontologia forense, publicado pela primeira vez em 1898. Desde então, a identificação dentária tornou-se uma parte importante de qualquer processo de identificação quando ocorrem mortes múltiplas[(16)].

O ditador alemão Hitler[16] e, mais recentemente, o presidente paquistanês General Zia-ul-Haq[12] foram identificados apenas pelas marcas dos dentes.

A curta viagem do Royal Mail Ship (RMS) "Titanic" culminou com a sua colisão com um icebergue e o seu afundamento em 15 de abril, 1912, na sua viagem inaugural. Aqui, os dentes foram

ajudar a determinar a identidade de uma "criança desconhecida"[17]

Mais recentemente, em 26 de dezembro de 2004, o tsunami no Oceano Índico causou devastação e perda de vidas. Foram identificadas 1.474 mortes. Em 79% dos casos, a comparação dos dentes foi a principal razão para a identificação, e em outros 8% foi um fator contribuinte, para um total de 87%[18].

História da cheiloscopia

A queiloscopia é o fenómeno biológico dos sulcos na parte vermelha dos lábios humanos, descrito pela primeira vez pelo antropólogo R. Fischer em 1902[19].

Mas só em 1932 é que Edmond Locard, um dos mais importantes criminologistas franceses, recomendou a utilização das impressões labiais para efeitos de identificação e criminalização[20].

Em 1950, Le Moyer Snyder mencionou no seu livro "Homicide Investigation" a possibilidade de utilizar as impressões labiais para identificar pessoas[21]. Mais tarde, em 1960, Santos sugeriu que os sulcos e as linhas em forma de cruz nos lábios podiam ser classificados em diferentes grupos (simples e compostos) e que cada grupo podia ainda ser dividido em oito subtipos.[23] A primeira investigação na Europa sobre impressões labiais foi efectuada na Hungria em 1961. A investigação começou depois de terem sido encontradas impressões labiais numa porta de vidro no local de um homicídio. Foi nessa altura que se demonstrou a utilidade das impressões labiais para a identificação criminal[(19, 24).]

Desde 1950 que os japoneses têm vindo a efetuar uma investigação aprofundada sobre este assunto. Durante o período 19681971, dois cientistas japoneses, Y. Tsuchihashi e T. Suzuki [((25,26).] estudaram 1364 pessoas no Departamento de Odontologia Forense da Universidade de Tóquio. Com base nesta investigação, descobriram que a disposição das linhas na parte vermelha dos lábios humanos é individual e única para cada pessoa. Isto levou à conclusão de que era possível utilizar a disposição dos sulcos (numa linha, de forma linear) nos lábios para identificar uma pessoa. Noutras investigações, cientistas japoneses examinaram os princípios de hereditariedade dos sulcos na parte vermelha dos lábios[22.] Mais tarde, em 1970, Suzuki e Tsuchihashi efectuaram um estudo em 107 famílias japonesas. Chamaram aos sulcos do labiorum rurorum sulci labiorum e às impressões labiais constituídas por esses sulcos "figura linearum labiorum rubrorum".[27] Em 2005, foi realizado um estudo das alterações post-mortem das impressões labiais para registar as alterações das medidas antropométricas da região labial antes e depois da fixação.[28]

McDonell realizou um estudo sobre as impressões labiais de dois gémeos idênticos em 1972 e referiu que dois gémeos idênticos não pareciam distinguir-se por mais nada, mas que as suas impressões labiais eram diferentes[29].

Na Polónia, o interesse pelas impressões labiais começou em 1966, quando foi descoberta uma impressão labial num vidro de uma janela no local de um assalto. Foram efectuadas investigações, com resultados comparáveis aos obtidos no Japão e na Hungria. No entanto, esta investigação era apenas provisória e não permitia a aplicação prática dos resultados. Em 1982, foi lançado um projeto para este fim no Instituto Forense da Faculdade de Direito Penal da Universidade de Varsóvia, em colaboração com o antigo Instituto Forense da Milícia de Varsóvia. O material necessário para o estudo foi recolhido no antigo centro de formação militar em Minsk Mazowiecki. Foram recolhidas impressões labiais de 1.500 pessoas (incluindo 107 mulheres) de diferentes partes do país. A idade dos voluntários variava entre os 5 e os 60 anos. No total, foram examinados mais de 7.000 vestígios da parte vermelha dos lábios. Os resultados do estudo demonstraram a individualidade das linhas da parte vermelha dos lábios e a sua invariabilidade dentro dos limites praticáveis para a identificação[(22)].

Desde 1985, os métodos de procura e reconstrução de impressões labiais, a reconstituição de material de comparação e as técnicas para a realização desta peritagem foram introduzidos na Polónia no trabalho de caso do Departamento de Impressões Digitais do Laboratório Forense Central de Varsóvia. Entre 1985 e 1997, foram utilizadas técnicas cheiloscópicas em 85 casos, incluindo 65 assaltos, 15 homicídios e cinco lesões corporais. Em 34 casos, a identificação foi positiva, o que significa que a técnica cheiloscópica era equivalente a outras provas forenses. Foi também incluída nas provas a apresentar em tribunal[22].

Cheloscopia na Índia

Durante o período 2000-2012, foram realizados estudos por vários investigadores na Índia e noutros países. Foram estudadas diferentes caraterísticas das impressões labiais[30,31,32], como a estabilidade, a impressão numérica[30], a determinação do sexo[33-36], os grupos sanguíneos[37,35] e diferentes padrões morfológicos em diferentes grupos populacionais. Todos estes estudos coincidiram com a investigação japonesa e permitiram concluir que os exames cheiloscópicos podem ser utilizados como método auxiliar de identificação.

Cheiloscopia e genética

Em 2009, Barbaro et al. estudaram a possibilidade de estabelecer um perfil genético fiável também a partir de impressões labiais na pele. Os dados obtidos mostraram que era possível estabelecer um perfil genético fiável a partir de impressões[38]. Em estudos subsequentes, foram examinados diferentes padrões de impressões labiais em pais de irmãos com fenda labial e palatina, para determinar se um determinado padrão poderia ser considerado um marcador genético. O estudo foi efectuado para determinar se determinados padrões de impressões labiais dos pais poderiam ser utilizados para prever este tipo de malformação congénita. Verificou-se que o tipo "O"[39] foi encontrado na fenda labial e o tipo "vértebra" na fenda labial e palatina não sindrómica[40].

<u>História da rugoscopia</u>

A identificação visual continua a ser o método mais comum, uma vez que a maioria das mortes não ocorre em circunstâncias invulgares e os restos mortais podem, portanto, ser identificados visualmente. No entanto, no caso de identificações complexas, a identificação visual tem sido tradicionalmente o método menos desejável devido à carga emocional e à falta de avaliação objetiva no momento da identificação.

Rawson et al (1944) escreveram sobre as provas estatísticas da individualidade da dentição humana. As vítimas de acidentes aéreos foram identificadas pela sua dentição. Gillespie et al (1985) relataram que a dentição foi essencial na identificação de 83,7% das vítimas do bombardeamento do quartel-general da Marinha dos EUA em Beruit, no Líbano.[41] As vítimas de desastres naturais, como incêndios e inundações, também foram identificadas pela sua dentição. As provas dentárias têm sido utilizadas em muitas investigações criminais. Infelizmente, a dentição nem sempre está disponível para identificação. Os dentes podem ter-se perdido devido a traumatismos ou fracturas provocadas pelo calor, ou podem não estar presentes se a vítima era desdentada na altura do acidente.

Um método de identificação post mortem ideal é aquele que está presente em todas as vítimas, não se altera (devido ao envelhecimento, traumatismos, etc.) e tem caraterísticas individuais que são únicas para cada pessoa.

A utilização de sulcos palatinos humanos foi proposta em 1889 por Harrison Allen como um método alternativo de identificação. A primeira menção das rugas[41-43] vem de um texto anatómico de Winslow em 1732 e foi ilustrada pela primeira vez por Santorini[41,42] em 1775. O diagrama de Santorini mostrava três linhas onduladas contínuas cruzando a linha média do palato.

Goria (1911) foi o primeiro a estabelecer um sistema de classificação[42]. Ele caracterizou o padrão de ruga de duas maneiras, indicando o número de rugas ou a extensão da área da ruga em relação aos dentes. Ele define uma ruga como uma crista que se estende pelo menos a meio caminho entre a rafe palatina medial e a arcada dentária. Ele considera como uma única ruga as rugas compostas por dois ou mais ramos, que podem ser em forma de V ou em forma de Y.

Ao longo do tempo, muitos investigadores estudaram a morfologia e as diferenças raciais da mucosa palatina. Em 1897, Kuppler estudou a anatomia do palato para identificar, pela primeira vez, caraterísticas anatómicas raciais[(43)].

Em 1937, Carrea publicou um sistema de classificação e descobriu que as rugas são únicas, constantes na forma e permanentes para cada indivíduo[13,41]. Este sistema é frequentemente utilizado por outros investigadores nos seus estudos.

Em 1940, Aufiero e Cesati utilizaram a classificação de Carrea e concluíram que os sistemas de classificação não tinham valor jurídico, mas podiam ser úteis para limitar as pesquisas em arquivos aquando da realização de identificações.

Ritter (1943) estudou as rugas de gémeos e verificou que o padrão era semelhante, mas não idêntico.

Hausser examinou 1950 crianças desde o nascimento até aos nove anos de idade e verificou que a imagem caraterística do palato não se alterava durante o crescimento.

Leontsinis observou em 1952 que as rugas não se alteram com a morte, desde a sua formação até à degeneração da mucosa oral.

Em 1955, Lysell constatou que as rugosidades geralmente permaneciam inalteradas ao longo da vida e podiam, por conseguinte, ser utilizadas para identificar um indivíduo[41]. No entanto, duvidou que a identificação forense pudesse ser efectuada apenas com base nas rugosidades palatinas. Como resultado, o uso de sulcos palatinos para identificação forense está a ser questionado. Ele também desenvolveu o primeiro sistema de classificação para pares de cristas palatinas.[13] Lysell e outros usaram fotografias de toda a mandíbula superior, nas quais os dentes e as cristas alveolares estão parcialmente obscurecidos.

As rugas estão protegidas de lesões devido à sua posição no interior da cabeça e são isoladas do calor pela língua e pelas almofadas de gordura bucal.

Em 1957, Sassouni constatou que não havia dois palatos com configuração idêntica e que a impressão do palato não se alterava durante o crescimento[41] . Recomendou o uso de goma de mascar e uma colher de pau para obter uma impressão das rugas. De seguida, coloriu a impressão e transferiu-a para papel para criar uma impressão palatina, semelhante ao método da impressão digital. No entanto, existem algumas dúvidas quanto à exatidão desta técnica, uma vez que o material de impressão (pastilha elástica) é impreciso e o resultado é uma impressão negativa do palato.

Em 1967, Peary et al. demonstraram que os movimentos dentários ortodônticos resultavam em leves alterações morfológicas na relação entre as rugas e os dentes, mas que não havia grandes alterações na forma das rugas.

Em 1973, Kogon e Ling descreveram uma técnica de sobreposição fotográfica que pode ser facilmente adaptada ao equipamento fotográfico tradicional para comparações Rugae.

Várias técnicas e materiais foram utilizados em estudos anteriores das margens palatinas. Em 1973, Comoy tirou impressões elastoméricas de toda a arcada maxilar de 200 indivíduos, moldou-as em gesso dentário e depois traçou os contornos das papilas incisivas nas impressões de gesso. Comoy também desenvolveu um sistema de classificação baseado no comprimento das rugas.

English et al[104] observaram em 1988 que a análise de dados de estudos anteriores pode não ter em conta outros factores de influência, incluindo (1) a utilização inadvertida de outras caraterísticas da impressão para ajudar na identificação, por exemplo, dentes, morfologia da crista dentária, inserções musculares, profundidade vestibular ou uma combinação destas caraterísticas; (2) os efeitos do crescimento, extracções ou expansão palatina na identificação da impressão; e (3) os efeitos da impressão na identificação da impressão. Estas incluíam (1) a utilização inadvertida de outras caraterísticas da impressão para ajudar à identificação, por exemplo, dentes, morfologia da crista dentária, inserções musculares, profundidade vestibular ou uma combinação destas caraterísticas; (2) os efeitos do crescimento, extracções ou expansão palatina na forma das rugas; e (3) a possível distorção das réplicas das rugas palatinas resultante de materiais e técnicas de duplicação deficientes.

Para ultrapassar estas deficiências, English at al[41] estudaram as suturas palatinas em 1988 utilizando impressões aparadas das quais todas as áreas para além das suturas palatinas tinham sido removidas para excluir a distorção. Eles descobriram que o padrão das suturas palatinas era suficientemente distinto para permitir a distinção de indivíduos; este estudo apoia a hipótese de que as suturas palatinas são únicas e que a identificação pode ser baseada na sua comparação.

Mais tarde, numerosos investigadores confirmaram a singularidade do padrão do sulco palatino e estudaram as caraterísticas raciais destas pastilhas.

Em 2005, Muthusubramanian[44] estudou as rugas em vítimas de incêndio e cadáveres para simular a identificação das rugas durante a combustão e decomposição. Eles descobriram que as rugas dos sobreviventes não foram significativamente afetadas pela intensidade do fogo, destacando a capacidade das rugas palatinas de resistir às mudanças de decomposição por até sete dias após a morte sob condições ideais de armazenamento em necrotério.

Em 2008, Ohtani et al[45] investigaram a disponibilidade e as limitações da utilização do padrão do sulco palatino na prática forense para identificação em casos edêntulos. Verificaram a precisão da identificação em casos edêntulos, comparando subjetivamente os padrões de diamante em moldes de dentaduras completas. Também se concentraram nas caraterísticas morfológicas que influenciam a precisão da identificação em casos edêntulos, a fim de discutir a utilidade deste método.

Os investigadores examinaram igualmente os métodos digitais [41,46,47], utilizando scanners e computadores para analisar as rugas em 2011.

Considerações anatómicas: Lábios

LÁBIOS [27]

São as estruturas que rodeiam a abertura da boca (fig. 1). Na zona central, o seu limite superior corresponde ao bordo inferior da raiz do nariz. Lateralmente, os seus limites acompanham os sulcos alógenos, e os lábios superior e inferior encontram-se nos cantos da boca. O limite inferior dos lábios na região central é a prega mentolabial. Anatomicamente, o filtro e os seus pilares fazem parte do lábio superior. A superfície do lábio é constituída por quatro zonas: a pele pilosa, o bordo do vermelhão e a mucosa oral. A forma normal dos lábios varia com a idade e é influenciada pela etnia.

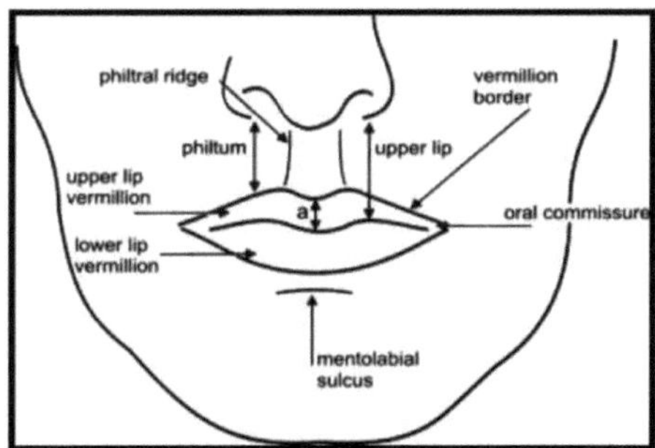

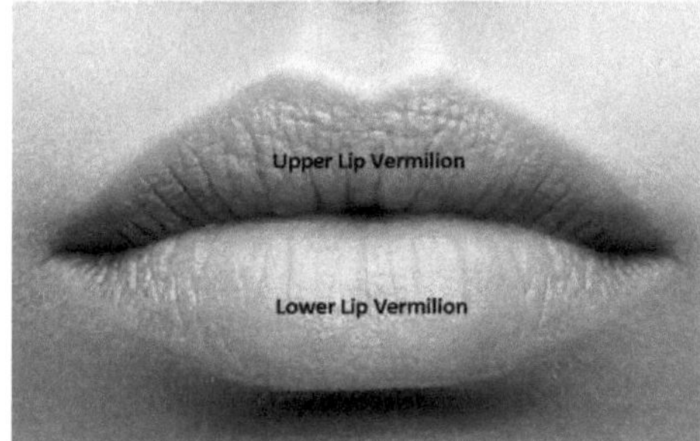

Vermelhão: a parte vermelha dos lábios (fig. 1). É coberto por um epitélio estratificado especializado que é contínuo com a mucosa oral do sulco gengivolabial. Confusamente, o próprio vermelhão é muitas vezes referido como "os lábios". Borda do vermelhão: a borda de pele mais clara que separa o vermelhão da pele circundante.

Arco de Cupido: contorno da linha formada pelo bordo vermelhão do lábio superior. Vista de frente, esta linha assemelha-se a um arco que se curva em direção ao lábio mediano e superior desde as comissuras até aos pontos para-medianos situados na base das colunas do filtro (crista philtrae), com uma protuberância inferior entre estes pontos. O filtro é o sulco vertical na linha mediana do lábio superior, delimitado por estas colunas laterais.

Boca: a abertura da boca, que conduz à cavidade oral propriamente dita, é delimitada pelos cinábrios superior e inferior.

Comissura oral: local onde se encontram as faces laterais do cinábrio do lábio superior e do lábio inferior. O cheilion é o marco antropológico neste ponto (ver fig. 1).

Fenda labial: espaço em forma de fenda entre os lábios; o vestíbulo da boca.

Pontos de referência antropométricos[28]

As principais caraterísticas morfométricas são as seguintes (fig. 2)

cheilion (ch) dexter (direita)-sinister (esquerda); labrale superius (Is)-stomion; e labrale inferius (li)-stomion.

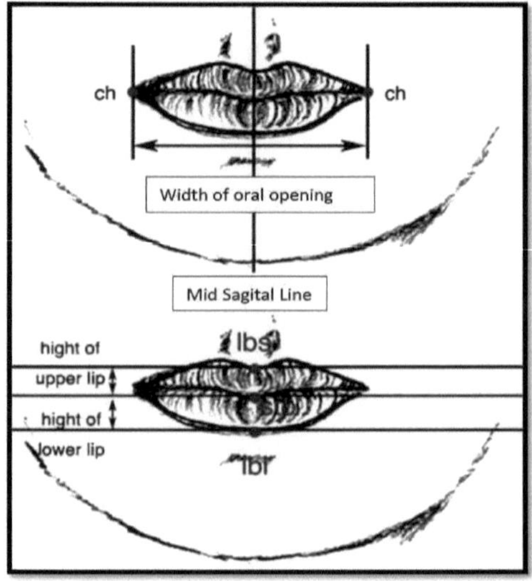

Fig. 2

Classificação das impressões labiais

A recolha de impressões labiais no local do crime e o registo da impressão labial do suspeito desempenham um papel muito importante na identificação. As impressões labiais só podem ser classificadas e analisadas mais pormenorizadamente se for obtida uma imagem nítida. Vários autores tentaram diferentes métodos de recolha de impressões labiais [17] a fim de obter uma imagem utilizável. A classificação das impressões labiais baseia-se no padrão de dobras ou sulcos no bordo vermelhão dos lábios.

A. **Classificação do Dr. Santos**[21,23,24]

Este autor divide os sulcos labiais em dois grupos:

- Simplesmente

Se forem constituídos por um único elemento, este elemento pode ser uma reta (R-1), uma curva (C-2), uma forma angular (A-3) ou uma curva sinusoidal (S-4) ;

- Ligação

Se forem constituídas por vários elementos; neste caso, podem ser bifurcadas (B-5), trifurcadas (T-6) ou anómalas (An-7).

B. **Santos** também classificou os lábios de acordo com a sua espessura: finos, médios, grossos e mistos.

- Os lábios finos são geralmente visíveis nos europeus.
- Os lábios médios têm 8 a 10 mm de espessura, sendo a zona cor-de-rosa mais arredondada. Este tipo é mais comum na população em geral.
- Lábios grossos ou muito grossos, com o frénulo labial virado para dentro. Estas são as caraterísticas das pessoas de origem africana.
- Um tipo de lábio misto foi observado muito frequentemente em pessoas orientais.
- Santos também mencionou diferentes tipos de comissuras, como as horizontais, planas e em relevo.

C. **Suzuki e Tsuchihashi** [24,27]

Chamaram aos sulcos presentes no labiorum rubrorum "sulci labiorum rubrorum" e às impressões labiais constituídas por esses sulcos "figuralinearum labiorum rubrorum", ou seja, em geral "impressão labial", e desenvolveram assim uma nova classificação das impressões labiais. Com base na forma e no padrão dos sulcos, as impressões labiais foram classificadas em seis tipos, que são mais frequentemente utilizados para registar modelos labiais.

Classificação das impressões labiais de Suzuki e Tsuchihashi (figs. 3 e 4)

Tipo I Uma linha ou sulco ligeiro que atravessa verticalmente o lábio

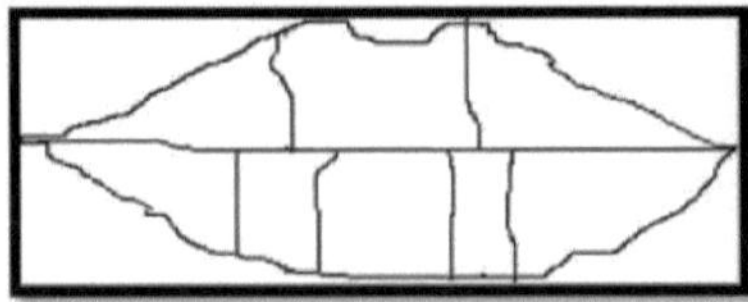

Fig. 3.1

Tipo I' Sulcos rectos que desaparecem a meio do lábio em vez de cobrirem toda a largura do lábio, ou sulcos tipo I parcialmente longos

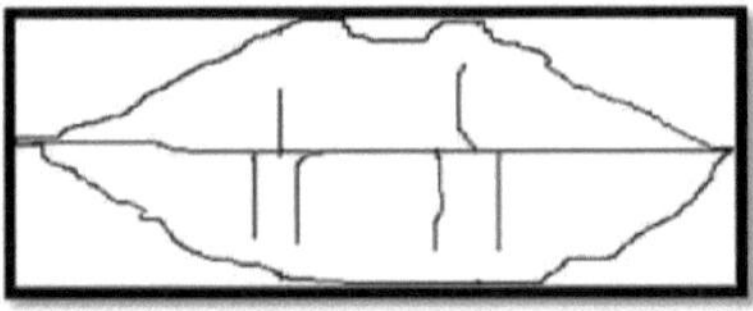

Fig. 3.2

Tipo II Ranhuras que se bifurcam no seu curso ou uma ranhura ramificada

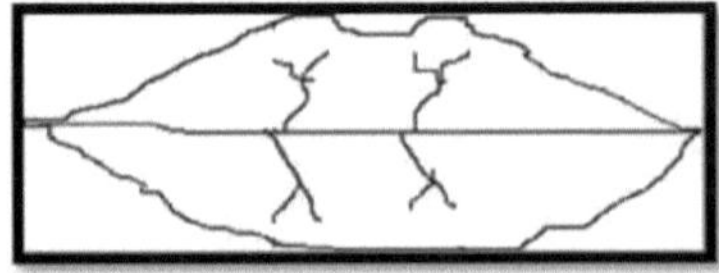

Fig. 3.3

Tipo III Uma ranhura transversal

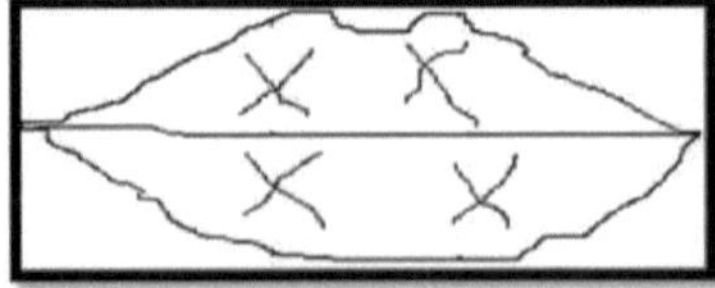

Fig. 3.4

Type IV A reticular groove

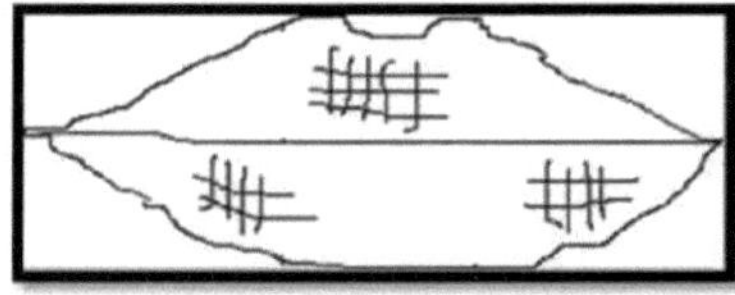

Fig. 3.5

Flautas de tipo V que não se enquadram em nenhuma das categorias anteriores e não podem ser distinguidas morfologicamente

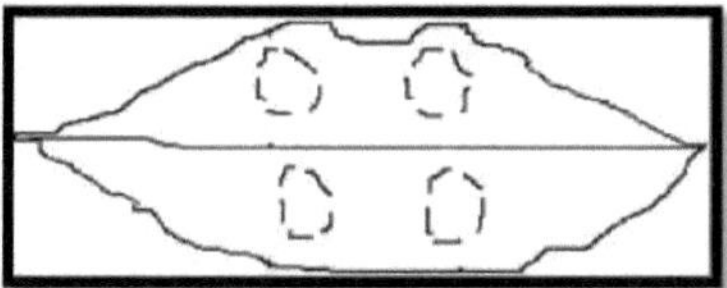

Fig. 3.6

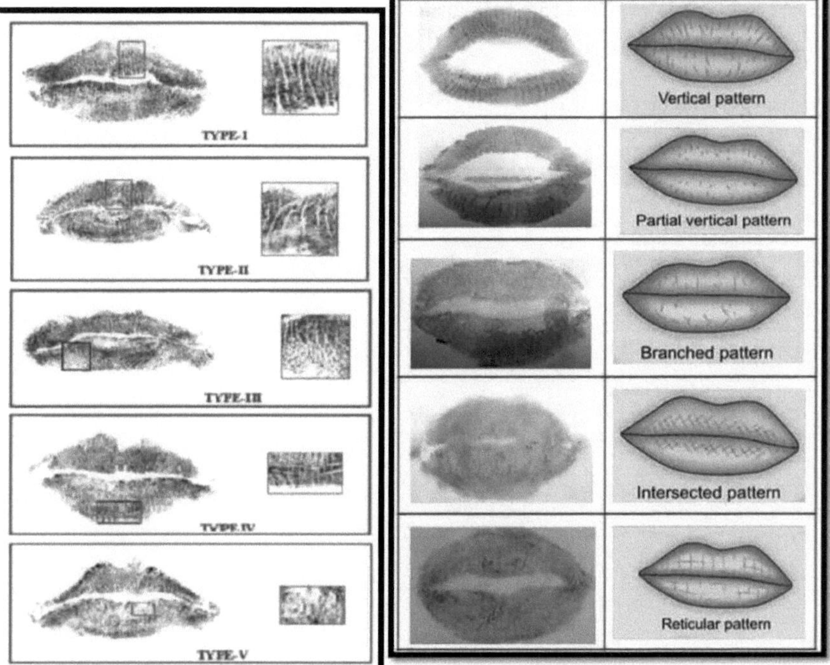

Fig. 4: Classificação de Suzuki e Tsuchihashi.

D. Classificação Renaud [13,21,24,49]

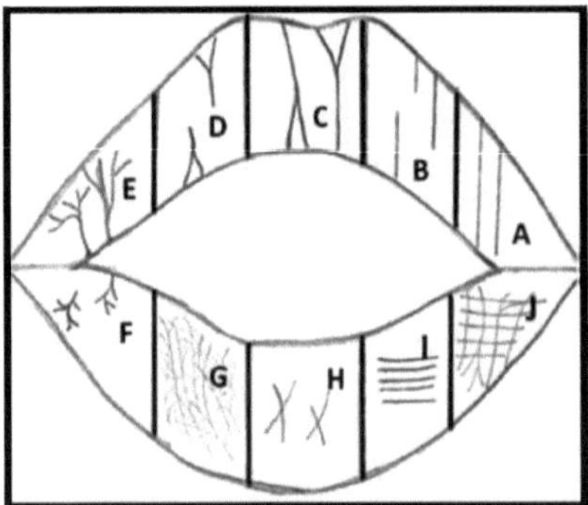

Fig. 5 Classificação de Renaud

Esta é provavelmente a classificação mais completa. Os lábios são divididos em duas metades (esquerda e direita) e a cada sulco é atribuído um número de acordo com a sua forma. O lábio superior é descrito com letras maiúsculas (lado esquerdo (L) e lado direito (R)) e cada sulco é classificado com letras minúsculas; para o lábio inferior, faz-se o inverso, classificando os sulcos com letras maiúsculas e separando o lado esquerdo do lado direito com letras minúsculas.

Classificação	Tipo de ranhura
A	Complete vertical
B	Incomplete vertical
C	Complete bifurcated
D	Incomplete bifurcated
E	Compete branched
F	Incomplete branched
G	Reticular pattern
H	X or coma form
I	Horizontal
J	Others forms (ellipse, triangle)

E. Classificação Afchar-Bayat [13,21]

Esta classificação, que data de 1979, baseia-se numa organização das ranhuras em seis níveis

Classificação Tipo de ranhura

A1	Vertical and straight grooves, covering the whole lip
A2	Like the former, but not covering the whole lip
B1	Straight branched grooves
B2	Angulated branched grooves
C	Converging grooves
D	Reticular pattern grooves
E	Other grooves

F. Jose' Maria Dominguez Classificação [13,21]

Esta classificação é baseada na de Suzuki e Tsuchihashi. Relativamente aos sulcos classificados como tipo II por Suzuki e Tsuchihashi, o autor e os seus colegas observaram uma ligeira diferença: verificaram que os sulcos ramificados se dividiam frequentemente para cima no lábio superior e para baixo no lábio inferior, tal como relatado por Suzuki e Tsuchihashi; mas também verificaram que alguns sulcos, conhecidos como tipo III, se ramificavam na direção oposta.

G. Classificação Kasprzak [50]

Produziu uma classificação que provou o seu valor na prática. Determinou o padrão com base na superioridade numérica dos traços de linha num fragmento e, uma vez definidos os padrões de linha, elaborou um primeiro catálogo de traços individuais, no qual foram distinguidos 23 tipos de traços individuais. A parte central do lábio inferior, com 10 mm de largura, foi utilizada para a classificação, uma vez que este fragmento é quase sempre visível no traço.

Type of Features	Graphic Symbol	Type of Features	Graphic Symbol
An Eye		A Closing Bottom Bifurcation	
A Hook		A Delta-Like Opening	
A Bridge		A Simple Opening	
A Line		A Closing Top Bifurcation	
A Dot		A Pentagonal Arrangement	
A Rectangle-Like		A Branch-Like Top Bifurcation	
A Triangle-Like		A Star-Like Bifurcation	
A Group of Dots		A Fence	
A Simple Top Bifurcation		A Branch-Like Bottom Bifurcation	
A Simple Bottom Bifurcation		A Double Fence	
A Double Eye		A Hexagonal Arrangement	
Crossing Lines			

H. Modificação da classificação de Tsuchihashi

Nagasupriya et al[51] desenvolveram um método simplificado do seguinte modo

Type	Pattern	Description
I	Vertical	Grooves running vertically to the full length or partially across the lips
II	Branched	Grooves exhibiting branching
III	Reticular	Grooves intersecting or criss-crossing one another

I. **Repartição por quadrantes** [34,52]

Os padrões de sulco mais caraterísticos dos lábios humanos podem ser registados num diagrama em cruz (semelhante à representação tradicional dos quadrantes em medicina dentária), o diagrama de impressão labial apresentado abaixo. É útil para registar as impressões labiais.

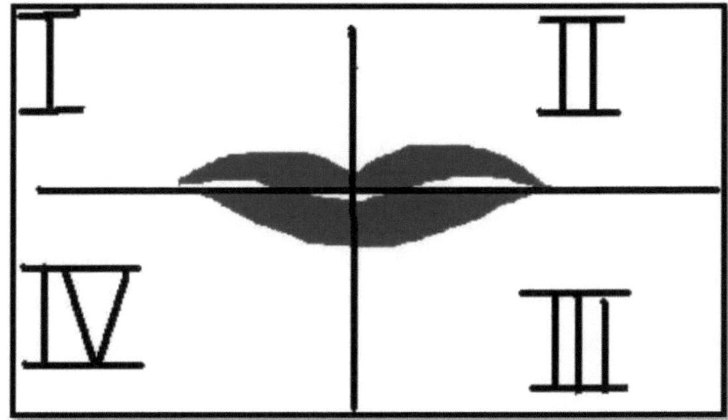

Fig. 7 Quadrant wise Division

Tirar impressões labiais

A verdadeira natureza dos factos pode ser estabelecida através da obtenção de impressões digitais durante a investigação do local do crime.[13] As impressões labiais podem associar uma pessoa a um determinado local se forem encontradas na roupa ou noutros objectos como copos, chávenas, pontas de cigarro, etc. Por vezes, as impressões labiais são também reconhecidas como impressões de batom. Por vezes, as impressões labiais são também reconhecidas como impressões de batom.

O padrão da prega labial encontra-se no bordo vermelhão do lábio, que é bastante móvel. As impressões labiais podem ter um aspeto diferente consoante a pressão, a direção e o método de gravação.[50] Se for utilizado batom como meio de gravação, a quantidade aplicada também pode influenciar a impressão. Um batom tradicional ou convencional produz uma impressão que é inicialmente identificável e pode ser vista a olho nu; estas impressões são designadas por impressões visíveis. No entanto, graças aos progressos da indústria cosmética, foram desenvolvidos batons de longa duração que muitas vezes não deixam impressões visíveis, pelo que as impressões podem provavelmente ser ignoradas no local do crime. As impressões invisíveis são conhecidas como impressões latentes.

No bordo vermelhão dos lábios existem pequenas glândulas salivares e sebáceas que, juntamente com a humidificação pela língua, significam que podem estar presentes impressões labiais latentes.[13] Ao procurar impressões labiais, deve ter-se sempre em conta que nem todas as impressões de batom são coloridas, mas estas impressões labiais latentes ou persistentes devem ser procuradas.

Todas as impressões labiais são importantes, mesmo as que não são visíveis. Este processo complexo não se limita ao exame das impressões visíveis, mas também das impressões latentes.

A identificação de impressões latentes é frequentemente considerada uma prova fundamental para a resolução de um crime.[13,59] Vários investigadores estudaram estas impressões labiais latentes e concluíram que podem ser analisadas da mesma forma que as impressões digitais e utilizando técnicas semelhantes.[43,60-62] Também é possível obter uma amostra de ADN a partir de impressões labiais.[38,63] Para além da análise tradicional das linhas labiais utilizadas para a identificação, é possível obter o perfil genético do autor da impressão.[38,63] A possibilidade de obter ADN a partir de impressões latentes torna dupla a importância destes vestígios.

As impressões labiais encontram-se na parte avermelhada ou na zona de transição dos lábios, que são extremamente móveis, pelo que as impressões podem esborratar-se devido a uma pressão excessiva ou irregular, o que se nota normalmente em pessoas com lábios superiores e/ou inferiores pronunciados. Outros métodos, como a fita de celofane, o rolo de papel, a impressora de rolos ou o contacto dos lábios com papel para captar a impressão dos lábios superior e inferior em conjunto, podem registar uma impressão irregular ou manchada, o que não é ideal para a identificação. Se for pedido ao sujeito que pressione os lábios contra o papel dobrado, é possível que apenas a parte central entre em contacto com o papel e que a posição restante ou relaxada dos lábios não seja captada, resultando inevitavelmente em impressões distorcidas.

Impressões labiais visíveis

As impressões labiais podem ser registadas de diferentes formas.

A. Fotografar os lábios do suspeito[28]
B. Numa superfície plana e não porosa, como um espelho, podem ser fotografados e ampliados, e podem ser feitas impressões sobrepostas das ranhuras.
C. aplicar batom, blush ou outros produtos de transferência adequados nos lábios e, em seguida, pressionar os lábios contra um pedaço de papel, uma tira de celofane ou uma superfície semelhante[21,22,24,29,54,64]
D. utilização de uma impressora digital, de preferência uma impressora digital de rolos

50

1. Fotografia

Quando os lábios são fotografados, a iluminação adequada deve ser direcionada para os lábios num ângulo que realce o contraste entre as áreas brancas e escuras. As fotografias resultantes das impressões labiais devem ter um tamanho próximo do real. Isto pode ser conseguido colocando um instrumento de medição, idealmente uma escala n.º 2 da American Board of Forensic Odontology (ABFO), ou uma régua de modo a que seja visível na fotografia. No seu estudo, Suzuki e Tsuchihashi [26,27] utilizaram um filme negativo de meio formato tirado com uma Nikon Medical (f 200 mm, objetiva 1:5.6) e utilizado para uma impressão de contacto, depois de o ampliarem duas vezes para obterem fotografias de tamanho natural. O método fotográfico consiste em fotografar a impressão labial (direta ou latentemente) e compará-la com fotografias dos lábios do suspeito ou com a fotografia da impressão labial do suspeito. A fotografia dos lábios é frequentemente muito difícil e suscetível de erro, uma vez que a zona central dos lábios e os cantos dos lábios nunca se encontram no mesmo plano, o que dá origem a erros de focagem e, por conseguinte, a imagens desfocadas ou incompletas dos lábios. Por conseguinte, é preferível começar por fazer uma impressão dos lábios, fotografar os lábios e comparar as duas fotografias. A desvantagem deste método é que, embora implique custos adicionais, não melhora a nitidez na mesma medida, embora seja fiável noutras áreas da ciência forense. Com o advento da fotografia digital, a tendência é para a fotografia digital direta com uma câmara digital. Vários tribunais, nomeadamente no Reino Unido, recusam-se a aceitar provas quando a primeira fotografia é uma imagem digital direta. Justificam a sua decisão com base no facto de não existirem provas de que a imagem digital não tenha sido previamente processada com um dos pacotes de software de processamento de imagem digital disponíveis, como o Adobe

Photoshop. Os tribunais do Reino Unido insistem que os registos primários se baseiam em fotografias tradicionais e estão preparados para aceitar uma análise digital dessas fotografias.

2. Tirar impressões labiais com batom ou outro meio de transferência

Williams [65] sugere tirar várias fotografias ou "conjuntos" de impressões labiais depois de aplicar batom no lábio. Um "conjunto" consiste em impressões tiradas com a boca numa determinada posição, por exemplo, com a boca entreaberta. Cada "conjunto" é registado aplicando uma grande quantidade de meio de transferência e, em seguida, pressionando sucessivamente os lábios da pessoa contra o meio de gravação (papel, cartão de gelo, pedaço de vidro, etc.) até esgotar todo o meio de transferência. Para garantir que todas as partes dos lábios são registadas, devem ser feitos vários "conjuntos" de impressões. Esta técnica corresponde à recolha de impressões digitais, pressionando os dedos com tinta sobre um papel especial que era utilizado no passado (26).

Sivapathasundharam [3] recolheu o material para o estudo aplicando uma fina camada de batom nos lábios dos sujeitos. Após cerca de dois minutos, foi feita uma impressão dos lábios numa tira de fita de celofane colada na superfície adesiva, que foi depois colada num papel branco para servir de registo permanente. A impressão foi depois tornada visível com uma lupa. Existem dois métodos reconhecidos para registar as impressões labiais.

No primeiro método, o batom é aplicado uniformemente nos lábios numa única passagem. Pede-se então ao sujeito que esfregue os lábios para distribuir uniformemente o batom. Coloca-se o pedaço de papel branco dobrado entre os lábios e pede-se ao sujeito que pressione ligeiramente os lábios contra o papel. Deve ter-se o cuidado de evitar que os lábios deslizem para que a impressão não se espalhe. O papel é então retirado e a impressão é registada.

No segundo método, após a aplicação do batom, pede-se ao sujeito que esfregue os lábios para distribuir uniformemente o batom. As impressões são efectuadas em papel adesivo bem apoiado num pedaço de cartão plano[60]. A parte central dos lábios é primeiro esfregada com o papel e depois pressionada uniformemente nos cantos direito e esquerdo dos lábios. Deve ter-se o cuidado de evitar que os lábios deslizem para não manchar a impressão. Depois de recolhidas, as impressões labiais são anotadas com o nome do sujeito e outros pormenores.

As impressões são cuidadosamente examinadas à lupa para analisar o padrão labial quadrante a quadrante.

3. <u>Utilizar uma impressora digital</u>

No seu estudo, Suzuki e Tsuchihashi [26,27] utilizaram uma "Roller Finger Printer" (fabricada pela Hollister Co., E.U.A.) para captar impressões labiais. Este era um método popular para a recolha de impressões digitais, uma vez que permitia registar as impressões digitais de forma clara e fácil sem sujar os dedos. Por conseguinte, foi este o método escolhido para a recolha das impressões labiais. O papel especial enrolado na impressora de rolos de impressões digitais foi colocado diretamente sobre os lábios para captar o padrão das impressões labiais. As impressões labiais assim obtidas foram transferidas para papel celofane e examinadas à lupa. Os traços das impressões labiais podem ser obtidos com um rolo de impressões digitais, tal como descrito por Kasprzak [66], do seguinte modo A pessoa que está a ser examinada cobre a boca com uma fina camada de creme para a pele. Após cerca de 3 minutos, uma tira de papel com 120 mm de comprimento e 45 mm de largura, ligada a um rolo com um perfil especial (feito a partir de um rolo de impressões digitais), é ligeiramente pressionada sobre os lábios. A impressão foi então tornada visível com um pó ferromagnético utilizado na revelação de impressões digitais latentes e fixada numa película transparente.

4. Recolha de impressões labiais com a câmara do dispositivo para casais carregados[67]

O reconhecimento de impressões labiais utilizando uma câmara CCD tem a vantagem de poder ser combinado com outros sistemas de reconhecimento, como o da retina/íris e o facial. É proposto um novo método que utiliza uma arquitetura multi-resolução para reconhecer uma impressão labial a partir de um conjunto de núcleos de padrões. Um conjunto de núcleos de padrões é uma função de determinadas máscaras locais de impressões labiais. Esta função converte a informação da impressão labial em dados digitais. O reconhecimento num sistema de multi-resolução é mais fiável do que o reconhecimento num sistema de resolução única.

Registo de impressões labiais latentes

Os batons protectores ou permanentes utilizados atualmente não deixam uma impressão visível. Produzem uma impressão invisível ou uma impressão labial invisível contaminada por batom, que pode ser revelada.[62] Como as impressões labiais invisíveis contaminadas por batom têm uma composição química diferente das impressões digitais, é necessário encontrar reagentes adequados para as revelar. Foram investigados reveladores adequados para diferentes tipos de superfícies (porosas e não porosas), bem como reveladores mais eficazes para impressões antigas e novas.[59,60,61,68] A maioria destes investigadores estudou impressões latentes com batom persistente, mas Masthan et al.[60] estudaram impressões latentes de lábios sem batom.

Os vários meios[50,59,60,61, 68] utilizados para identificar impressões labiais latentes são os seguintes

1. Sudão III
2. Sudão Negro
3. Vermelhão
4. Corante índigo
5. Lisocromo: vermelho oleoso "O
6. Corante fluorescente: azul do Nilo, vermelho do Nilo

7. Luz UV

Em todos estes estudos, as impressões labiais não eram visíveis a olho nu. Os reagentes foram utilizados na forma de pó[61] ou em solução com etanol.[68] Utiliza-se um pincel ou um pedaço de algodão (para a solução reagente) para aplicar suavemente o reagente na superfície onde se encontra a impressão labial latente.

Foram encontradas impressões labiais com anos de idade, utilizando como reagentes o vermelho e o azul de Nilo[68].

A pele humana é uma superfície particularmente difícil para este tipo de provas, uma vez que os mesmos elementos orgânicos que produzem as impressões digitais utilizadas para a deteção também se encontram na pele. Consequentemente, ocorrem frequentemente interferências durante o desenvolvimento. Esperanza et al [61] verificaram que os reagentes Sudan III, Oil Red O e Sudan Black eram eficazes na obtenção de impressões labiais contaminadas com batom a partir da pele de cadáveres.

As impressões labiais como fonte de ADN e marcador genético

A reação em cadeia da polimerase (PCR) permitiu um grande avanço na investigação do ADN. Os peritos em criminologia reconheceram o potencial desta técnica nas investigações criminais. Atualmente, é possível extrair e estudar o ADN de amostras muito pequenas, mesmo invisíveis ou latentes. Embora os fluidos biológicos sejam as amostras preferidas para a extração de ADN, também é possível extrair ADN de impressões digitais. Utilizando diversos reagentes como o negro de Sudão e métodos de extração de ADN, estes estudos permitiram obter um perfil genético a partir de impressões labiais[(38,63)].

De acordo com Saad et al[39] , a transmissão de impressões labiais está geneticamente ligada à fenda labial e ao seu modo de transmissão. Tipos específicos de impressões labiais e a alta densidade de sulcos nos lábios dos pacientes poderiam ser usados como marcadores genéticos para a transmissão da fenda labial para os irmãos. Além disso, poderiam ser usados como marcadores preditivos para prevenir o desenvolvimento de anomalias da fenda labial[39, (40)].

Análise das impressões labiais

Existem vários métodos utilizados pelos investigadores para analisar as impressões labiais.

Fases de análise

1. Divisão dos lábios em quadrantes

Cada lábio está dividido em diferentes quadrantes, permitindo que cada quadrante seja examinado e analisado separadamente.

a) Análise da impressão labial completa

Poucos investigadores analisaram a impressão labial como um todo sem a subdividir[53].

b) Remoção da parte central do lábio

Para efeitos de classificação, a parte central do lábio inferior (10 mm de largura) pode ser utilizada como área de estudo, de acordo com Sivapathasundaram et al [3] e outros investigadores [(32, 42, 54)].

Como este fragmento é quase sempre visível em todos os vestígios, a determinação do padrão depende da superioridade numérica das propriedades da linha nesta área de estudo.

c) Distribuição das impressões labiais em diferentes quadrantes

Este método consiste em dividir os lábios superior e inferior em 4, 8 ou 9 quadrantes.

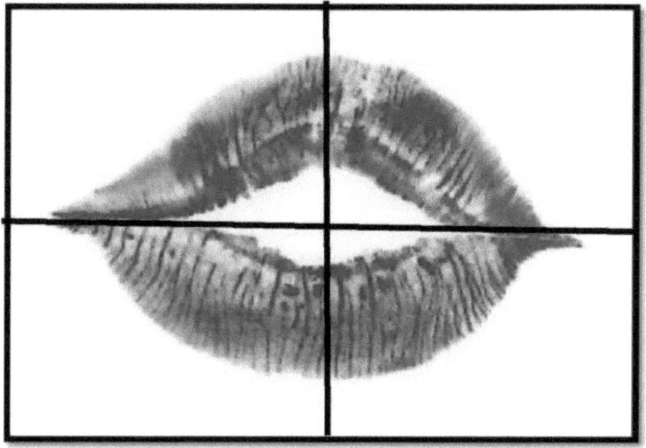

Fig.8 Distribuição das impressões labiais nos quadrantes

Cada quadrante é examinado separadamente e analisado de acordo com a superioridade do número de sulcos em cada quadrante. Gondivkar et al [34] e a maioria dos outros investigadores [24, 31, 51, 53] utilizaram este método para dividir os lábios em quadrantes.

Patnaik et al [55] dividiram ainda os lábios numa metade medial e numa metade lateral. Assim, no total ;

As impressões labiais foram examinadas em 8 zonas diferentes.

2. Observação e contagem

As impressões labiais são examinadas com uma lupa e os diferentes padrões de sulcos são anotados.

3. Análise com o software PHOTOSHOP

Apenas alguns investigadores [30] utilizaram o Adobe Photoshop 7 para a análise digital das impressões labiais. Os investigadores digitalizaram as impressões labiais e analisaram estas imagens posteriormente com o Photoshop.

4. Classificação e análise

As impressões labiais são então classificadas de acordo com a classificação dada por vários investigadores. A classificação mais utilizada é a de Tsushihashi[26].

O número e o tipo de ranhuras são contados e comparados com as impressões labiais do suspeito para efeitos de identificação.

- Análise para identificação individual

  Os resultados de todos os estudos mostram que cada impressão labial é única e pode, por conseguinte, ser utilizada como prova de identificação em tribunal. Nenhum dos estudos encontrou duas impressões labiais idênticas.

- Análise para determinar o género

  A frequência de ocorrência de diferentes impressões labiais e o seu padrão predominante podem ajudar, até certo ponto, a determinar o sexo e a origem geográfica do dador. Vários estudos demonstraram que predominam diferentes padrões de sulcos em homens e mulheres. Vahanwala et al[(56) estabeleceram] uma classificação para a determinação do sexo com base nos padrões predominantes das impressões labiais. No entanto, outros estudos[31,57] não mostram resultados consistentes com esta classificação. São necessários mais estudos para compreender melhor a diferenciação dos sexos.

- Análise de padrões hereditários e grupos sanguíneos

  Augustine et al[(58) mostraram] que, embora haja um padrão positivo de herança entre pais e filhos, não parece haver nenhuma influência paterna ou materna específica sobre esse padrão. No entanto, Patel et al[53] mostraram que em famílias de gémeos não havia correlação entre certos padrões labiais e grupos sanguíneos[35,37].

Limitação da cheiloscopia

1. O registo manual da impressão e da sobreposição é outro problema, uma vez que existe a possibilidade de um registo inexato. Como a impressão labial é produzida por uma parte predominantemente móvel do lábio, a mesma pessoa pode produzir impressões labiais com formas diferentes, dependendo da pressão, direção e método utilizados para registar a impressão[(13,21)].

2. As impressões labiais dependem do tipo de batom utilizado. Um batom vermelho ou castanho não brilhante e não metálico deixa impressões claras nos lábios, enquanto os batons brilhantes ou metálicos parecem deixar boas impressões, mas as suas fotografias são brilhantes e não podem ser examinadas com clareza. Os batons permanentes não deixam impressões ou vestígios visíveis quando entram em contacto com diferentes objectos.

3. A presença de certas condições patológicas (linfangioma, fístula labial congénita, esclerodermia labial, síndrome de Merkelson-Rosenthal, sífilis, queilite labial, etc.) pode invalidar o exame queiloscópico[20].

4. As impressões labiais de cadáveres podem ser afectadas por alterações post-mortem. Utsuno et al [16] estudaram estas alterações e concluíram que foi alcançada uma taxa de identificação satisfatória. Contudo, este estudo foi efectuado em condições laboratoriais; não se sabe ainda o que acontece às impressões labiais de cadáveres expostos ao ambiente natural.

5. Além disso, a falta de dados ante mortem sobre as impressões labiais dificulta a realização de um estudo comparativo sobre a identificação obituária. Por conseguinte, a única utilidade da queiloscopia é a comparação das impressões labiais com os lábios (da pessoa) de onde provêm. [14] A principal caraterística da identificação dentária é a presença de dados ante-mortem, o que não é expetável com a queiloscopia [(13)].

6. Na análise das impressões labiais, devem ser tidos em conta os hábitos das pessoas que vivem em diferentes regiões, que podem influenciar a forma da impressão. Nas regiões em que os homens usam geralmente bigode, é por vezes difícil determinar o filtro nas impressões de homens. Esta seria uma caraterística da impressão que poderia ajudar a identificar uma pessoa.

Considerações anatómicas: Palácio

Considerações anatómicas sobre as rugas da sutura palatina

A superfície da mucosa oral é geralmente plana e lisa, sem sulcos ou protuberâncias. O objetivo é obter o melhor desempenho das funções orais. No entanto, existem algumas excepções[13] :

- A superfície dorsal da língua, coberta de papilas ;
- Outra exceção é a parte anterior da mucosa palatina, que tem um sistema denso de rugas firmemente ligadas ao osso subjacente.

As fendas palatinas transversais ou rugas palatinas (RP) são elevações assimétricas e irregulares da mucosa no terço anterior do palato, com origem na membrana lateral da papila incisiva e que correm transversalmente à rafe palatina no plano sagital médio(69).

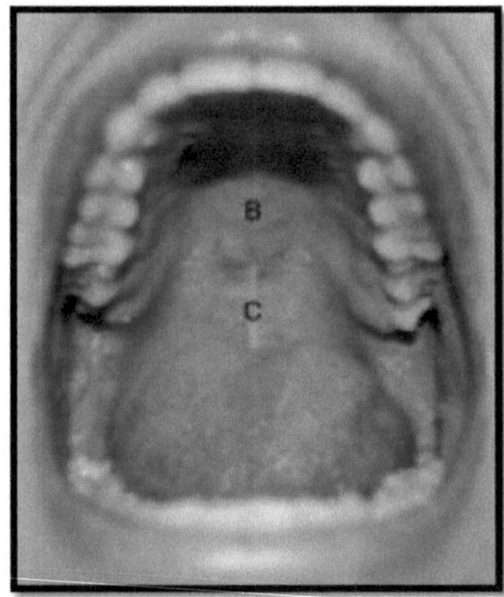

Fig. 9 Considerações anatómicas sobre o palato

A: Rugas transversais do palato duro; B: Rafe mediana do palato duro; C: Rafe mediana do palato mole.

Objetivo

O seu papel é facilitar o transporte de alimentos para a cavidade oral, evitar a perda de alimentos da boca e participar no processo de mastigação. Graças à presença de receptores gustativos e tácteis, contribuem para a perceção do sabor, da textura dos alimentos e da posição da língua[13]. Fisiologicamente, as rugas palatinas participam na deglutição oral e ajudam a melhorar a relação entre os alimentos e os receptores gustativos localizados na superfície dorsal da língua; estão também envolvidas na fala e na sucção das crianças[69].

Em geral, não há simetria bilateral no número de rugas primárias ou na sua distribuição a partir da linha média. Em ambos os sexos, há um número ligeiramente maior de rugas nos machos e no lado esquerdo.

Significado clínico

- Uma fase importante do tratamento ortodôntico:

  As impressões dentárias são registos tridimensionais (3D) do mau posicionamento dentário que têm sido utilizados com sucesso no diagnóstico e planeamento do tratamento de pacientes ortodônticos. Os sulcos palatinos são únicos para cada paciente e são razoavelmente estáveis durante o crescimento do paciente, de modo que podem servir como pontos de referência apropriados a partir dos quais o clínico pode deduzir os planos de referência necessários para a análise longitudinal da impressão. As alterações na posição dos dentes posteriores na direção ântero-posterior são importantes para o diagnóstico e correção de anomalias de oclusão sagital e discrepâncias no comprimento do arco.

- Fissuras palatinas durante a fala e próteses palatinas:

A importância das rugas palatinas para a linguagem não foi estabelecida. Estas cristas de tecido mole caraterísticas estão presentes em todos os primatas e não há provas experimentais de que sejam um órgão da fala. A palatografia tem sido utilizada para determinar a espessura e a forma ideais das superfícies palatinas. Esta abordagem foi desenvolvida como parte de um estudo sobre fonética para determinar a posição de contacto da língua em relação ao palato durante a produção de certos sons. A aplicação destas técnicas permitiu determinar o contacto entre o

a língua e o palato ao articular estes sons. Foi dada especial atenção aos fonemas "s" e "sh".

- Forma da abóbada palatina :

  A forma do arco palatino é de interesse para os protésicos, que salientam a importância de um contorno adequado, mas não excessivo, na região anterior do palato e dos pré-molares. O ceceio central e lateral pode desenvolver-se se os contornos da prótese não forem corretos, particularmente em pacientes cuja fala é sensível a uma mudança na relação da língua com uma prótese palatina. Estas próteses podem necessitar de uma estrutura de superfície para orientar a língua. A mucosa palatina e o IP podem frequentemente ser utilizados para orientação.

- Movimento dentário antero-posterior :

A rugosidade palatina pode ser utilizada de forma fiável para avaliar o movimento dentário antero-posterior[70].

- fenda palatina em doentes com fenda palatina :

  O diagnóstico precoce da fenda palatina submucosa é importante. Em crianças demasiado jovens para tolerar a endoscopia nasal e a videofluoroscopia, o diagnóstico depende da história clínica e dos resultados do exame intra-oral. A comparação das distâncias entre a fenda palatina e as distâncias entre pontos equivalentes fornece informações sobre as alterações que ocorreram no palato anterior durante as diferentes fases do tratamento ortodôntico e do crescimento.

- Variação do modelo de Rugae em diferentes grupos étnicos :

  Parece existir uma ligação significativa entre as formas de Rugae e a etnia.

Embriologia

No embrião humano, as rugas são relativamente desenvolvidas e ocupam um comprimento considerável das placas palatinas no momento da sua formação, mas tornam-se menos pronunciadas durante o crescimento fetal. A partir do estádio neonatal, limitam-se à parte anterior do palato secundário[71]. No estádio de 550 mm de desenvolvimento embrionário, existem cinco a sete sulcos dispostos de forma bastante simétrica, começando o mais anterior ao nível da rafe, enquanto os outros são mais laterais. No final da vida intra-uterina, o padrão das rugas torna-se mais irregular, com o desaparecimento dos sulcos posteriores e o aumento da compressão dos sulcos anteriores[70].

Histologia

Um estudo histológico do desenvolvimento de cicatrizes palatinas em ratos mostrou que estas se desenvolvem como áreas localizadas com proliferação e espessamento do epitélio, mesmo antes de as conchas palatinas serem levantadas.[70] Subsequentemente, os fibroblastos e as fibras de colagénio acumulam-se no tecido conjuntivo por baixo do epitélio espessado e assumem então uma orientação específica. As fibras de colagénio, que se estendem anteroposteriormente no interior da curva e em curvas concêntricas na base de cada ruga, determinam a orientação da ruga. No embrião humano, as rugas são relativamente desenvolvidas e ocupam a maior parte do comprimento da abóbada palatina quando estão elevadas.

As rugas são constituídas por epitélio estratificado, principalmente epitélio paraqueratinizado sobre uma base de tecido conjuntivo, semelhante ao tecido palatino adjacente. O teor de fibras de reticulina é muito baixo e os fibroblastos diferem em quantidade e tamanho dos do tecido palatino adjacente. O desenvolvimento e a diferenciação das rugas são mais avançados nos ratos do que nos humanos e, embora estejam provavelmente envolvidas na função oral nos animais, as rugas parecem estar atenuadas nos humanos[70].

Classificação das rugas palatinas

As cristas palatinas são muito úteis na identificação forense devido à sua alegada singularidade e estabilidade geral. As cristas palatinas são utilizadas na identificação humana não só devido à sua singularidade e imutabilidade, mas também devido a outras vantagens, como o seu baixo custo de utilização.[13] Os investigadores consideraram a tarefa de classificação um aspeto difícil do estudo das cristas palatinas.[72] A maioria dos estudos baseia-se nos sistemas desenvolvidos por Lysell, Thomas e Kotze, embora estes possam diferir em pormenor. A natureza subjetiva da observação e interpretação por diferentes observadores muitas vezes coloca um problema para a natureza imutável das rugas.

Atualmente, existem várias classificações da rugosidade palatina.

1. Classificação de Carrae[47,13]

Este autor divide a rugosidade palatal em quatro tipos diferentes. As rugosidades palatinas são classificadas apenas de acordo com a sua forma e não é desenvolvida nenhuma fórmula (rugograma).

Classificação do tipo de rugas

Tipo	Direção das Rugas
I	Rugas orientadas posteroanteriormente
II	Rugas perpendiculares à Raphae
III	Rugas orientadas no sentido antero-posterior
IV	Rugas que apontam em várias direcções

2. Classificação de Thomas e Vomi[72]

Thomas e Kotze classificaram as Rugas de acordo com o seu comprimento. O comprimento das rugas pode ser medido com um paquímetro com uma precisão de 0,05 mm. São depois analisadas de acordo com esta classificação.

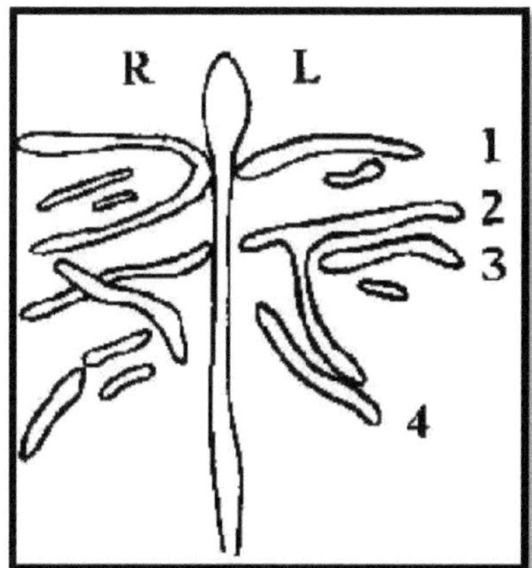

Fig. 10. Classificação do Thomas e do vómito

Depois de determinar o comprimento de todas as rugas, foram criadas três categorias:

1. Rugas primárias: (A-5 a 10 mm; B-10 mm ou mais)
2. Rugas secundárias: 3-5 mm
3. Rugas fragmentárias: menos de 3 mm

3. Classificação Martin dos Santos[13]

Com base na forma e na posição de cada ruga palatina, esta classificação indica e caracteriza o seguinte

Uma ruga inicial; a ruga mais anterior do lado direito é representada por uma letra maiúscula; várias rugas complementares; as outras rugas do lado direito são representadas por números; uma ruga subinicial; a ruga mais anterior do lado esquerdo é representada por uma letra maiúscula; várias rugas subcomplementares; as outras rugas do lado esquerdo são representadas por números.

POINT LINE CURVE
ANGLE CIRCLE SINUOUS
BIFURCATED TRIFURCATED INTERRUPT
ANOMALY

Ruage type	Anterior position	Other positions
Point	P	0
Line	L	1
Curve	C	2
Angle	A	3
Circle	C	4
Sinuous	S	5
Bifurcated	B	6
Trifurcated	T	7
Interrupt	I	8
Anomaly	An	9

Martins Dos Santos classification

4. Lo'pez de Le'on Classificação

Esta classificação data de 1924 e tem atualmente apenas um significado histórico. O autor propôs que havia uma relação entre a personalidade de uma pessoa e a morfologia dos sulcos palatinos. Desta forma, eram conhecidos quatro tipos de sulco palatino:

B	Bilious personality rugae
N	Nervous personality rugae
S	Sanguinary personality rugae
L	Lymphatic personality rugae

As letras B, N, L e S representam as diferentes personalidades. As letras l e r representam os lados esquerdo e direito do palato e são seguidas de um número que indica o número de narizes palatinos de cada lado. Um rugograma possível seria Br6; Bl8.

5. Classificação da Silva

Nesta classificação, os sulcos palatinos dividem-se em dois grupos: os sulcos simples - de 1 a 6 - e os sulcos compostos, constituídos por dois ou mais sulcos simples. São designados pelo número da ruga correspondente.

É possível classificar cada ruga individualmente (descrição da sua forma), mas também descrever todo o sistema da abóbada palatina (descrição do número de cada tipo de ruga), o que complica a aplicação desta classificação.

Classificação do tipo de rugas

1 Gestão

2 Curva

3 Ângulo

4 Distrito

5 Corrugado

6 Ponto

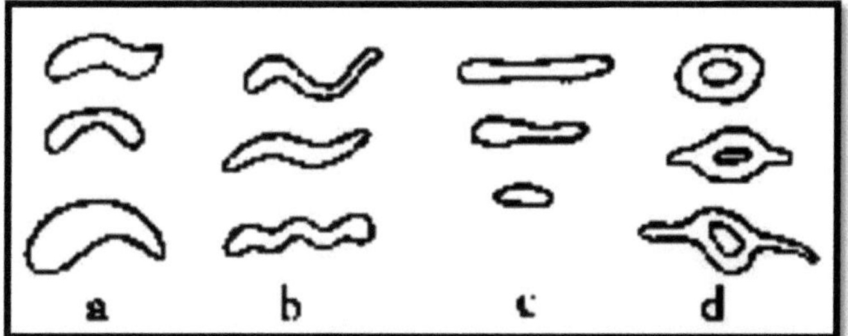

Fig.11 Diferentes formas de rugas: a: curvas, b: onduladas, c: rectas, d: circulares

6. Classificação dos trobos[13,69]

Nesta classificação, as rugas também são divididas em dois grupos:

As rugas simples, classificadas de A a F, e as rugas compostas, classificadas com a letra X. As rugas compostas são formadas pela combinação de duas ou mais rugas simples. O rugograma é elaborado da direita para a esquerda, começando pela ruga principal (a mais próxima da rafe), que é classificada com uma letra maiúscula; as rugas seguintes são classificadas com letras minúsculas. Por fim, o lado esquerdo do palato é descrito segundo os mesmos critérios.

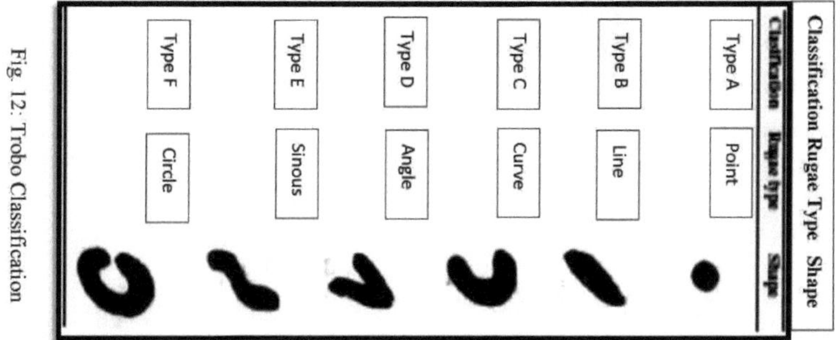

Fig. 12: Trobo Classification

7. Classificação de Kapali [72-74]

Kapali et al. categorizaram as rugas com base nas suas formas individuais. A forma das rugas é classificada como "reta", "ondulada", "curva" ou "circular". Se uma ruga tiver dois braços, é ainda classificada como "união". Thomas e Kotze classificaram ainda o tipo de união como "convergente" ou "divergente", consoante o tipo original.

• Tipo reto - estendido diretamente da origem até à extremidade numa linha reta.

• Tipo curvo - tinha uma forma simples, ligeiramente curva, em forma de meia-lua. Ao detetar a mais pequena curvatura no fim ou no início de uma ranhura, esta pode ser classificada como curva.

• Tipo ondulado - a forma básica das rugas onduladas era serpentina; no entanto, se houvesse uma ligeira curva na origem ou na extremidade da ruga ondulada, esta era classificada como ondulada.

• Tipo circular - para ser classificada como circular, uma ruga tinha de ter uma formação anular clara e contínua.

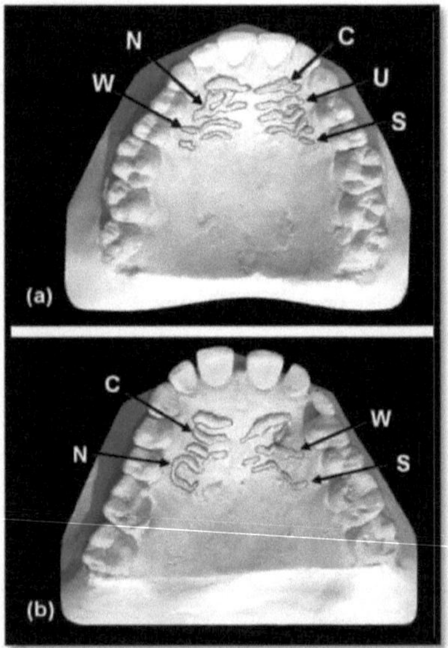

Fig. 13 Diferentes formas de cicatrizes palatinas em duas impressões de dentes maxilares (a e b). Podem ser observadas rugas rectas (S), onduladas (W) e curvas (C), uniões (U) e padrões de rugas adicionais não específicos (N).

8. Classificação Basauri[13,20]

Tal como a classificação de Trobo, esta classificação é muito simples de utilizar. Distingue entre as rugas principais, que são as rugas mais antigas (identificadas por letras), e as rugas acessórias, que incluem todas as outras rugas (identificadas por números).

O rugograma é traçado a partir do lado direito do palato.

Principal rugae classification	Accessary rugae classification	Rugae anatomy
A	1	Point
B	2	Line
C	3	Angle
D	4	Sinous
E	5	Curve
F	6	Circle
X	7	Polymorphic

9. Sistema Cormoy[13,20]

Este sistema classifica as fendas palatinas de acordo com o seu tamanho da seguinte forma:

1. Trufa principal (mais de 5 mm)
2. Rugas acessórias (entre 3 e 4 mm)
3. Rugas fragmentárias (menos de 3 mm de comprimento)

A forma (linha, curva e ângulo), a origem (medial, final) e a direção de cada ruga são também descritas. Também são mencionadas as possíveis ramificações. São também descritas as rugas com a mesma origem, as rugas interrompidas e a papila incisiva. Trata-se de um sistema muito completo. No entanto, a sua utilização não conduz à produção de rugogramas, o que complica a gestão e o tratamento dos dados.

10. Classificação Correia [13,20]

As rugas são designadas por números ou letras, consoante a sua forma. O rugograma é formado como uma equação de fração. O lado direito é o numerador e o lado esquerdo é o denominador. As primeiras rugas palatinas direita e esquerda (rugas iniciais e subiniciais) são classificadas por uma letra, as outras rugas direita e esquerda (rugas complementares e subcomplementares) são classificadas por números.

Disparo das rugas palatinas

A rugosidade palatal pode ser registada para análise através de três métodos. O método mais comummente utilizado é o método manual, em que tanto o registo como a análise são manuais. Os outros métodos são parcial ou totalmente digitais.

1. **Método manual**

   Um hidrocolóide irreversível pode ser utilizado como material de impressão numa moldeira metálica perfurada adequada para a arcada dentária superior. Também podem ser utilizados outros materiais, como polissulfureto, silicone ou poliéter[104]. As impressões podem então ser moldadas com gesso dentário Tipo III. Todas as instruções do fabricante devem ser seguidas, por exemplo, a relação água/pó, a mistura sob vácuo e a utilização de um vibrador. Todas as impressões devem estar livres de bolhas de ar ou cavidades.

   Os moldes devem ser esterilizados e secos por métodos de esterilização a frio.

   As rugas podem ser destacadas na impressão utilizando um lápis preto ou um lápis de grafite; é utilizada uma lente de aumento para a identificação.

   As medições podem ser efectuadas com uma régua em milímetros ou com um paquímetro digital, ou ainda com um divisor com um parafuso ajustável e uma escala para medir as rugas.

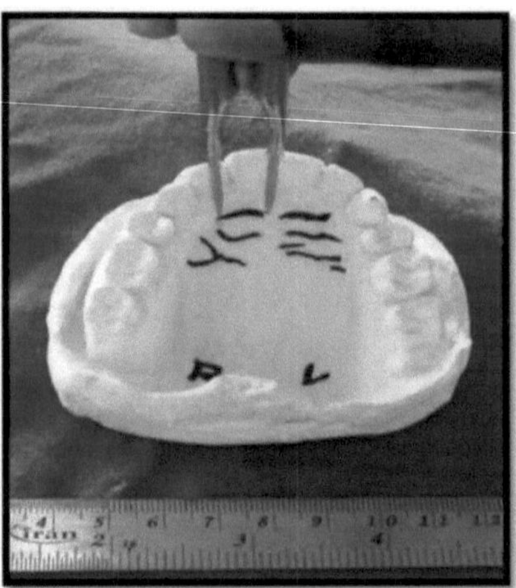

Fig.14 Comprimento das rugas medido com um divisor e uma escala de medição.

2. **Registo manual e depois digitalização para análise**

   Uma vez registadas as rugas na impressão, esta pode ser digitalizada para análise. Isto pode ser feito por estereomicroscopia[75] utilizando um scanner [69,76], segurando a impressão perpendicularmente ao scanner, ou tirando uma fotografia e transferindo-a depois para o computador para análise.

3. **Método digital completo**

De acordo com Hemanth et al[(46)], as fotografias intra-orais de pessoas podem ser tiradas com uma câmara SLR digital (por exemplo, Canon EOS 300D).

A ponta externa especialmente concebida pode ser ligada à câmara para normalizar todas as fotografias. As fotografias são depois transferidas para o computador para serem analisadas como um ficheiro de imagem .jpeg.

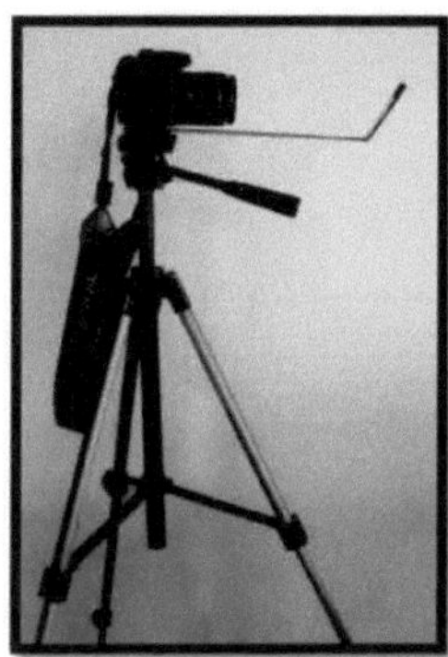

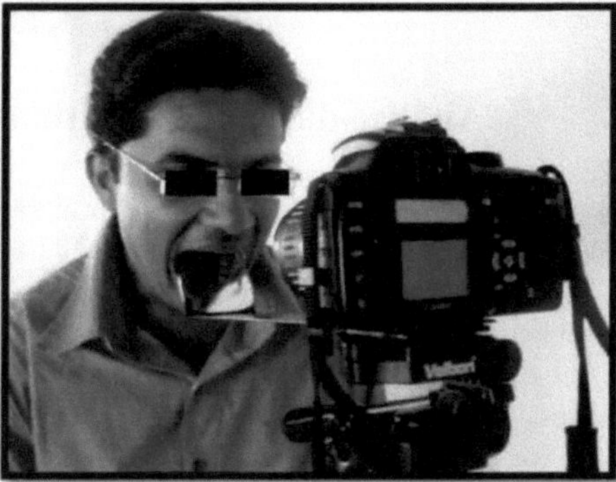

Fig. 15 a. Câmara DSLR com montagem externa especialmente concebida.

Fig. 15 b. Tirar fotografias clínicas com um acessório externo

A estereoscopia permite obter uma imagem tridimensional da anatomia do palato mole. Baseia-se na análise de duas imagens obtidas pela mesma câmara a partir de dois pontos diferentes, utilizando um equipamento especial[13].

Outra técnica é a estereofotogrametria, que utiliza um dispositivo especial chamado Traster Marker para determinar com exatidão o comprimento e a posição de cada sulco palatino.

No entanto, devido à sua simplicidade, custo e fiabilidade, o exame de impressões dentárias do maxilar superior é a técnica mais utilizada.

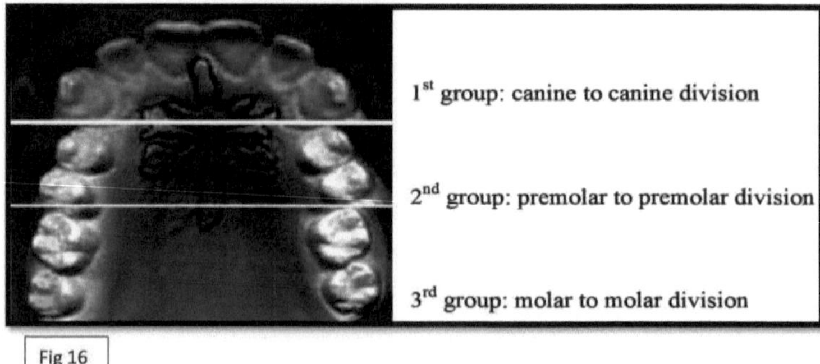

Fig 16

Análise das rugas palatinas

Existem várias formas de analisar as fendas palatinas. A inspeção intra-oral é provavelmente a mais utilizada, além de ser a mais simples e menos dispendiosa. No entanto, pode colocar dificuldades quando é necessário um exame comparativo posterior. Um exame mais pormenorizado e preciso, bem como a necessidade de preservar provas, pode justificar a utilização de uma fotografia oral ou de uma impressão oral. A calcorrugoscopia ou uma impressão de sobreposição da sutura palatina num modelo do maxilar superior pode ser utilizada para análise comparativa.

A análise incide sobre a papila incisal, a rafe palatina medial e a rugosidade palatina[14].

Papila incisal

A papila incisiva pode ser avaliada de acordo com as suas caraterísticas como elíptica (ovoide, maior do que o comprimento), triangular (triangular com o ápice na direção dos incisivos) ou fina (forma fina e estreita).

Ramo palatino mediano

O retalho palatino medial pode ser classificado e registado no formulário como curto (S), médio (M) ou longo (L), dependendo do seu tamanho[14], como se segue:

A rafe curta estende-se até uma linha virtual que toca as faces distais dos caninos direito e esquerdo; a rafe média cruza esta linha virtual distalmente ao canino e estende-se, no máximo, até uma linha virtual que toca as faces distais dos segundos pré-molares direito e esquerdo; e a rafe longa cruza esta linha virtual e atinge o primeiro molar.

Rugas palatinas

A sutura palatina pode ser avaliada como pronunciada (claramente visível) ou fraca (pouco visível), dependendo da sua espessura.

A análise sistemática pode ser efectuada por etapas, da seguinte forma[69]

1. Análise da forma

   A forma das rugas palatinas pode ser registada de acordo com a classificação de Trobo [(13)]. As rugas também podem ser classificadas como onduladas, circulares, rectas ou curvas [(77)].

2. Análise dos números

   Todas as rugas palatinas podem ser numeradas.

3. Análise do tamanho ou do comprimento.

   Um paquímetro digital (0,01 mm) ou outro método pode ser utilizado para determinar o diâmetro longitudinal máximo de todas as rugosidades palatinas. Dependendo do tipo correspondente na classificação da forma, elas podem ser subdivididas da seguinte maneira[77] :

   a. primário >5mm
   b. Secundário 3 a 5 mm
   c. Fragmentário 3mm<

   As rugas com menos de 2 mm não são tidas em conta. O comprimento de uma ruga foi determinado medindo a sua maior dimensão, independentemente da sua forma.

4. Direção dominante

   A direção das rugas pode ser determinada medindo o ângulo entre a linha que une a sua origem e a sua extremidade e a linha perpendicular à rafe mediana.

   a. As rugas verticais estão ligadas por ângulos nulos
   b. As rugas voltadas para trás estão associadas a ângulos negativos.
   c. As rugas viradas para a frente estão associadas a ângulos positivos.

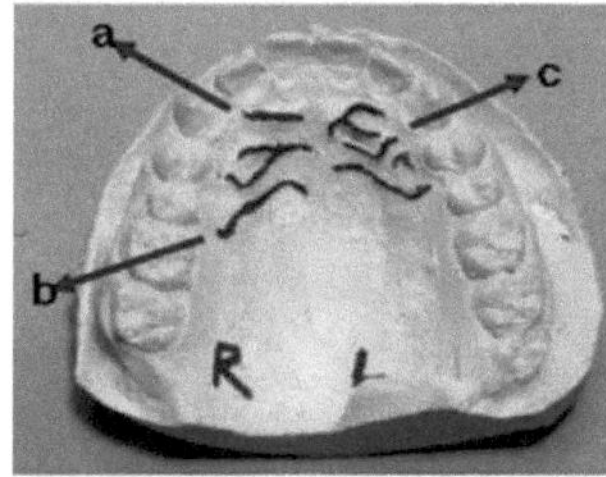

Fig.17 Direção predominante das rugas

5. Análise da normalização

A unificação ocorre quando duas rugas estão ligadas na sua origem ou extremidade.

a. Contíguas: rugas com origens diferentes da linha mediana, mas que se encontram nas suas partes laterais.
b. Divergente: duas rugas com a mesma origem na linha mediana, mas que se ramificam diretamente.

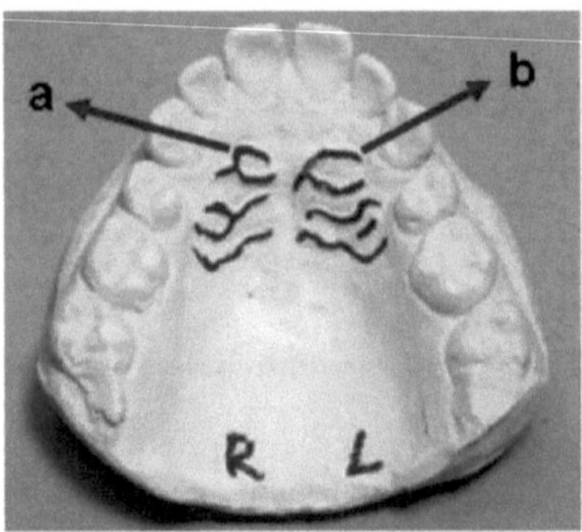

Fig.18 Análise da uniformidade

6. Análise da posição.

® ® Para analisar e determinar a posição da sutura palatina, podem ser tiradas fotografias normalizadas de modelos utilizando o programa Photoshop (Adobe Photoshop CS4). O palato é dividido em quadrantes para determinar as coordenadas da sutura palatina; para o efeito, são traçadas seis linhas horizontais:

I	Linha transversal que passa pelo terço cervical palatino dos incisivos centrais.
II	Linha transversal que vai da face mesial do incisivo lateral direito à face mesial do incisivo lateral esquerdo.
III	Linha transversal que passa pela superfície mesial do canino direito e se estende até à superfície mesial do canino esquerdo.
IV	Linha transversal que vai da superfície mesial do primeiro pré-molar direito à superfície mesial do primeiro pré-molar esquerdo
V	Linha transversal que passa pela superfície mesial do segundo pré-molar direito e se estende até à superfície mesial do segundo pré-molar esquerdo.
VI	Linha transversal que passa pela face distal do segundo pré-molar e se estende para o lado direito da distal do segundo pré-molar esquerdo.

Estas linhas entre as zonas permitem-lhes ser designadas da seguinte forma:

A. Entre as linhas I e II.

B. Entre as linhas II e III.

C. Entre as linhas III e IV.

D. Entre as linhas IV e V

E. Entre as linhas V e VI.

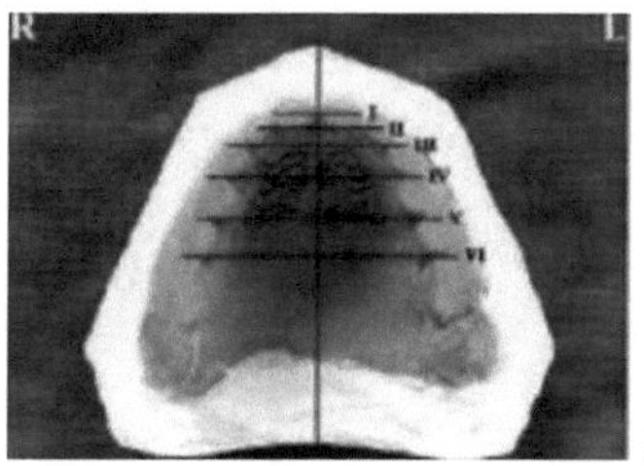

Zonas diferentes da pauta: A. Entre as linhas I e II. B. Entre as linhas II e III. C. Entre as linhas III e IV. D. Entre as linhas IV e V. E. Entre as linhas V e VI.

7. Outro método de Hauser et al[71]

Este método distingue entre cristas primárias e secundárias, soma-as e avalia-as de acordo com a espessura, a direção, a regularidade e a complexidade do padrão (presença e espessura da bifurcação e presença de ilhas). Ao mesmo tempo, as estruturas da linha média também são incluídas, a rafe palatina é avaliada de acordo com a presença, espessura e posição da bifurcação, e a papila incisal é avaliada de acordo com o seu tamanho e forma.

Fig. 19. Protocolo de análise de Hauser et al.

Palatal rugae (ridges), median raphe; papilla incisiva				Hard palate at the level of M1–M2: dimension and form		
Right		Left		View from the front	View from the side	View from above
				Narrow Medium Broad	Low Medium High	Narrow Medium Broad
				Trapeze, dome, -pointed dome	Sloping Concave Convex	Arch U-shape Pointed
Ridge number	R	L	Σ	Main ridges	Secondary ridges	Ridge alignment
Main ridges				Weak Medium Strong	Weak Medium Strong	Horizontal Anteriorly Posteriorly Irregular Forking Islands
Secondary ridges						

Degree of expression	
Main ridges	Weak Medium Strong
Secondary ridges	Weak Medium Strong
Direction	Horizontal, anteriorly, posteriorly, irregular, forking, islands
Forking	Absent Weak Medium Strong
Median raphe	Forking: absent, weak, medium, strong Forking: throughout, anteriorly, in the middle, posteriorly
Papilla incisiva	Small Medium Large
Shape	Droplet, Cylindrical, Round, Diamond, Double droplet

Shape: Trapeze, Dome, Pointed dome, Sloping, Concave, Convex, Arch, U-shape, Pointed

8. Análise das alterações antes e depois do tratamento ortodôntico

Parihar et al [78] estudaram o padrão de diamante em impressões pré e pós-ortodônticas e compararam os padrões entre os dois grupos em termos de singularidade e relação.

Variáveis que podem ser utilizadas para essa análise

A. Distâncias lineares transversais entre os pontos mediano e lateral das rugas direita e esquerda.

B. Distância linear ântero-posterior entre o primeiro e o segundo pontos medial e lateral das rugas direita e esquerda e o segundo e o terceiro pontos.

C. Distância vertical entre o plano mediano do palato e as rugas medial e lateral à direita e à esquerda de cada modelo.

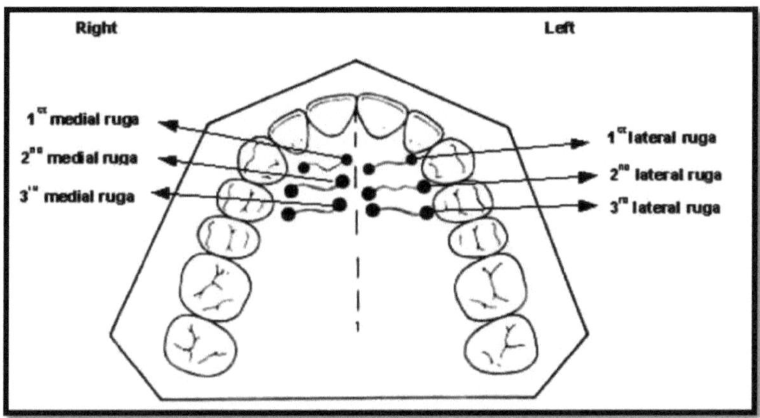

Fonte: Journal of Pharmacy and Bio-allied Sciences

Fig. 20. Análise das alterações antes e depois do tratamento ortodôntico
Análise com software de comparação da rugosidade palatal

Hemanth et al[46] utilizaram um software especial chamado Palatal Rugae Comparison Software. Os pontos de início e fim das rugas podem ser marcados em imagens fotográficas clínicas usando o MS Paint versão 5.1.

O traçado dos pontos deve ser efectuado segundo um protocolo rigoroso: Ponto e base da papila incisiva, seguido de cada ruga nas extremidades medial e lateral, trabalhando de anterior para posterior.

As rugas da esquerda são registadas antes das da direita. Estes pontos registados são processados pelo software e a informação é registada por ordem, de acordo com a posição do pixel.

Todas as fotografias são guardadas no software. Mais tarde, as mesmas fotografias são carregadas uma após a outra no software. Depois de marcar a segunda série de fotografias, o comando "Match" é introduzido no software. O software procura correspondências com as fotografias carregadas anteriormente, se estas já estiverem armazenadas no computador.

Utilização progressiva do software de comparação das margens palatinas, versão 2.0

1. Clique no ícone PRCS no seu computador para abrir o software.
2. Carregar as fotografias premindo o botão ANTEMORTEM no software [Figura 21a].
3. Prima o botão OPEN (Abrir) para abrir o ficheiro selecionado. [Figura 21b] A fotografia abre-se noutra janela [Figura 21c].
4. Premir os botões MARK POINT [Figura 21b] e utilizar o cursor para marcar os pontos de início e fim das rugas [Figura 21d].
5. Premir o botão GUARDAR para guardar o ficheiro. [Figura 21b] Ao guardar, introduza o nome do ficheiro e o nome da pessoa. O software guarda o ficheiro como mostra a Figura 21e.
6. Quando todas as fotografias tiverem sido carregadas, premir o botão POSTMORTEM [Figura 21f].
7. Selecione o ficheiro a reconciliar e prima o botão ABRIR [Figura 21f].
8. Marque novamente os pontos nas fotografias premindo o botão MARCAR PONTO [Figura 21f].
9. Guardar o ficheiro premindo o botão GUARDAR [Figura 21f].
10. Prima o botão MATCH para encontrar a correspondência correta, que foi previamente software [figura 21f].
11. Se o software não encontrar uma correspondência, o resultado é apresentado como SEM CORRESPONDÊNCIA [Figura 21g].
12. Se encontrar uma correspondência, o resultado é apresentado como "correspondência bem sucedida" com o nome da pessoa.

Nome [Figura 21h].

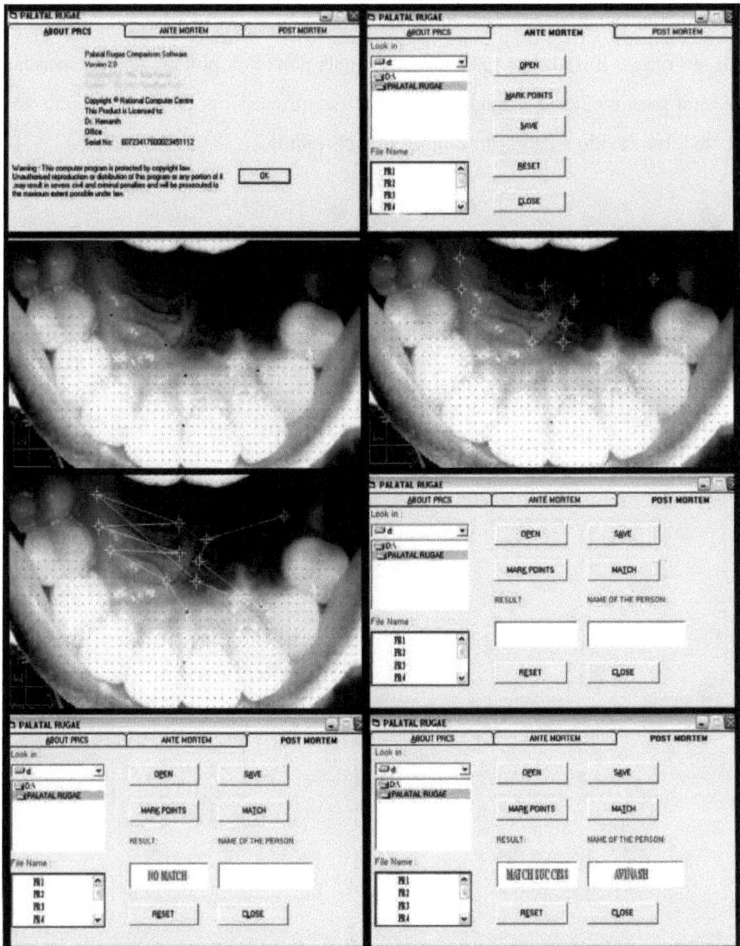

Fig. 21 (a, b, f) Software de comparação da rugosidade palatal (PRCS); (c) Rugosidade inicial e

Os pontos finais de Rugae podem ser marcados nas fotografias clínicas com o software SLO na versão kq paint; a introdução e os pontos finais de FdG de Rugae são marcados nas fotografias clínicas com PRCS; (e) apresentação das fotografias armazenadas no software PRCS; (g,

h) PRCS com indicação do resultado

Restrições à rugoscopia

Quando se investigam locais de crime, os raios X podem não ser muito úteis para estabelecer uma ligação entre os suspeitos e os locais de crime. Este tipo de prova não é esperado em tais circunstâncias.

Outro aspeto da palatoscopia que deve ser tido em conta é a possibilidade de falsificar modelos de rugas. Em alguns pacientes, as rugas palatinas podem ser adicionadas a uma prótese total para melhorar o modelo de fala. Este processo pode levar à exclusão de uma identidade falsa devido a dados ante-mortem incorrectos.

Conclusão

Qualquer procedimento suscetível de ajudar os cientistas forenses a identificar um suspeito deve ser controlado e, se necessário, utilizado em investigações criminais e processos judiciais.

A utilização da cheiloscopia e da rugoscopia insere-se nesta categoria e, uma vez que demonstraram ser consistentes e fiáveis na ligação de um suspeito a um crime, deve ser dada mais ênfase a esta área. Estas análises fornecem resultados qualitativos e quantitativos, pelo que a sua utilização na ciência forense deve ser amplamente aceite tanto pelos agentes da autoridade como pelos profissionais do direito.

Ao contrário das impressões digitais, os investigadores ainda não estão de acordo quanto à relevância da cheiloscopia como método de identificação de indivíduos.

Alguns investigadores estão a tentar estabelecer uma ligação entre os padrões labiais caraterísticos e o sexo e a detetar ADN em impressões labiais latentes[38,63].

O fator mais importante na identificação dos dentes é a presença de dados ante-mortem, o que não acontece com a cheiloscopia. Por conseguinte, a única utilidade da cheiloscopia é atribuir as impressões labiais aos lábios de onde provêm.

A identificação única de pessoas vivas ou mortas a partir das caraterísticas e propriedades únicas dos dentes e maxilares é uma pedra angular da ciência forense.

Uma série de estudos forenses sobre a morfologia dos lábios e o padrão dos sulcos palatinos obtidos durante a impressão em diferentes superfícies constituiu a base de importantes avanços na investigação sobre a identificação de indivíduos.

A investigação sugere provas conclusivas de que as impressões labiais e os padrões do sulco palatino são adequados para a comparação, análise e identificação bem sucedidas de um indivíduo. De facto, houve condenações de criminosos que foram claramente identificados através da análise das suas impressões labiais conhecidas com impressões encontradas no local do crime. É necessário desenvolver sistemas coerentes de cheiloscopia e rugoscopia aplicáveis à odontologia forense.

Para além de serem utilizadas para fins de identificação e de prova, as impressões labiais podem também ser utilizadas numa investigação como fonte de informação tática e criminal. Uma impressão labial no local do crime pode permitir tirar conclusões sobre o carácter do acontecimento, o número de pessoas envolvidas, o sexo, os cosméticos utilizados, os hábitos, as caraterísticas profissionais e as alterações patológicas dos próprios lábios.

Devido à sua localização anatómica, é pouco provável que o exame dos sulcos palatinos possa ser utilizado para ligar um suspeito a um local de crime. Por outro lado, a palatoscopia pode ser usada como uma técnica de necro-identificação. Por exemplo, o Ministério da Aviação do Brasil exige que todos os seus pilotos sejam submetidos a palatoscopia para garantir a sua identificação em caso de acidente.[13] Como já foi referido, a palatoscopia é particularmente valiosa nestas circunstâncias particulares. A possibilidade de encontrar dados ante-mortem reforça esta ideia. Atualmente, a padronização do sulco palatino é considerada uma alternativa viável para a identificação. Alguns investigadores estão a tentar avaliar a sua viabilidade utilizando um computador e software. Os resultados obtidos até à data são bons, mas deverão melhorar ainda mais no futuro.

Tal como a cheiloscopia, foram estudados outros aspectos da palatoscopia. Por exemplo, Thomas et al[20] investigaram a possível utilização de padrões de sulcos palatinos para determinar a paternidade. Esta possibilidade foi proposta pela primeira vez por Lysell [(13),] mas não foram encontrados resultados que apoiem e relacionem estes dois aspectos. Kratzsch e Opitz desenvolveram um estudo com pacientes com fissura, cujos resultados indicam que as fissuras palatinas, em combinação com pontos de medição da fissura palatina, podem ser usadas para representar mudanças no palato anterior durante diferentes estágios de terapia e crescimento. Estes resultados indicam que algumas alterações faciais podem ser esperadas quando determinados modelos de rugas são examinados.

Na literatura, existem poucos estudos que utilizam as cicatrizes palatinas como meio de identificação forense. No entanto, a ideia de que as rugas são únicas para um indivíduo é promissora e merece um estudo mais aprofundado.

Os estudos de investigação e a informação sobre a utilização de impressões labiais e rugoscópicas como prova na identificação de pessoas e em investigações criminais em medicina dentária forense são muito raros, mas estão disponíveis como método em medicina dentária forense. As impressões labiais e palatinas têm o potencial de ser uma ferramenta adicional para estabelecer a identidade de uma pessoa, para além da dentição. Um exame minucioso e o estabelecimento de outros factos e verdades sobre as impressões labiais servirão certamente como provas úteis em medicina dentária forense.

Bibliografia

1. Standish SM, Stimson PG; O âmbito da medicina dentária forense. Dent Clin North Am. 1977 Jan;21(1): 3-5.
2. Mody RN; Forensic dentistry in dental practice (Medicina dentária forense na prática dentária). Em Bailoor DN e Nagesh, Oral Medicine and Radiology.
3. Acharya AB, Sivapathasundharam B; Forensic Odontology. Shafer's Textbook of Oral Pathology, 5ª edição, Elsevier, 2006; 1199-1227.
4. Shamim T. Medicina dentária forense. J Coll Physicians Surg Pak 2010;20:1-2.
5. Herschaft EE; Forensic Odontology. Neville's Textbook of Oral and Maxillofacial Pathology 2nd Edition, Elsevier Saunders, 2002; 763-783.
6. Bernstein ML; A aplicação da fotografia na medicina dentária forense. Dent Clin North Am. 1983 Jan; 27(1): 151-70.
7. Barsley RE; Medicolegal and legal issues in oral diagnosis. Dent Clin North Am. 1993 Jan; 37(1): 133-56.
8. Wagner GN; Métodos de investigação científica. In: Stimson PG, Mertz CA, eds. Forensic dentistry. Boca Raton: CRC Press, 1-36, 1997.
9. Definição de odontologia forense, http:11 encyclopedia laburlawtalk com/Forensic Odontology.
10. O'Shaughnessy PE; Introduction to forensic science (Introdução à ciência forense). Dent Clin North Am. 2001 Abr; 45(2): 217-27.
11. Luntz LL; História da medicina dentária forense. Dent Clin North Am. 1977 Jan; 21(1): 7-17.
12. Mody RN; Forensic dentistry in dental practice (Medicina dentária forense na prática dentária). Em Bailoor DN e Nagesh, Oral Medicine and Radiology.
13. Caldas IM, Magalha'ee T, Afonso A. Determinação da identidade por cheiloscopia e palatoscopia. Forensic Sci Int:165 (2007) 1-9
14. Filho IEM,Sales-Peres SHdC, Sales-Peres A, CarvalhoSPM. Padrões de rugas palatinas como bioindicadores de identificação em Odontologia Forense. RFO(2009), Vol 14(3) ; 227-233.
15. Sopher IM; O dentista e a síndrome da criança maltratada. Dent Clin North Am. 1977 Jan; 21(1): 113-22.
16. Benecke M; Os meus dentes: a caça aos dentes de Hitter http:11www. beneck Com/bizmaghitter html.
17. Titley KC, Pynn BR, Chernecky R, Mayhall JT, Kulkarni GV, Ruffman A; O Desastre

do Titanic: O Papel da Medicina Dentária na Identificação de uma "Criança Desconhecida". J Can Dent Assoc 2004 Jan; 70(1): 24-8.

18. James H; Overview of Thai tsunami victim identification to date (Visão geral da identificação das vítimas do tsunami na Tailândia até à data). J Forensic Odontostomatol. 2005 Jun; 23(1): 1-18.
19. Kasprzak J. Possibilidades da cheiloscopia. Forensic Sci Int (1990) 46: 145-151
20. Thomas CJ, van Wyk CW. As rugas palatinas na identificação.J Forensic Odontostomatol 1988;6:21-7
21. Datta P, Sood S, Sabarwal JR. Cheiloscopy as a tool for identification of individuals. Indian J of Forensic Odontology 5(1): 17-23
22. Reddy RVL. Lip impressions: An overview of forensic odontology (Impressões labiais: Uma visão geral da odontologia forense). J. Adv Dental Research 2(1): 17-20
23. M. Santos, Queiloscopia, um meio complementar de identificação estomatológica, Int.Microform. J. Leg. Med 1967; 2: 66.
24. Prabhu R V, Dinkar A D, Prabhu V D , Rao P K. Cheiloscopia: revisitada. J Forensic Dent Sci 4(1) : 47-52
25. Tsuchihashi Y. Estudos sobre a identificação de pessoas a partir de impressões labiais. Forensic Sci 1974; 3: 233-48.
26. Suzuki K, Tsuchihashi Y. Identificação de pessoas a partir de impressões labiais. J Forensic Med 1970; 17:52-7
27. Suzuki K, Tsuchihashi Y. Uma nova tentativa de identificar pessoas a partir de impressões labiais. J Indian Dent Assoc 1970;42:8-9
28. Utsuno H, Kanoh T , Tadokoro O, Inoue K. Preliminary study of post-mortem identification using lip prints. Forensic Science International 149 (2005) 129-132
29. Saraswati TR , Mishra G, Ranganathan K. Exame de impressões labiais. J Forensic Dent Sci 1(1): 28-31
30. Prabhu RV, Dinkar A, Prabhu VR. Um estudo sobre o padrão de impressão labial em estudantes de medicina dentária em Goa - uma abordagem digital. Jornal de Medicina Legal e Forense xxx (2012) 1-6
31. Bindal U, Jethani SL, Meherotra N, Rohatgi RK, Arora M, Sinha P. Lip Prints As A Method Of Identification In Human Beings, J Anat. Soc. India 58 (2) 152-155
32. Verghese AJ, Somasekar M, Babu UR. A study on lip print types in Kerala population. J Indian Acad Forensic Med, 32(1): 6-7
33. Malik R., Goel S. Cheiloscopia: uma ferramenta determinística para a determinação do sexo em medicina forense. J Ind Acad Oral Med Rad;23(1):17-19

34. Gondivkar SM, Indurkar A, Degwekar M, Bhowate M. Cheiloscopia para determinação do sexo. J Forensic Dent SciVol 1(2) : 56-60

35. Patel S, IshPaul, Madhusudan.A.S, Ramesh G, Sowmya G.V. Um estudo das impressões labiais em relação ao género, família e grupo sanguíneo. Int J Oral & Maxillofac Path ; 1(1):4-7

36. Gupta S, Gupta K, Gupta OP. Um estudo dos padrões morfológicos das impressões labiais em relação ao sexo na população do Norte da Índia. J Oral Bio Craniofac Res;1(1): 12-16

37. Telagi N, Mujib A, Spoorthi BR, Naik R. Cheiloscopia e seus padrões em comparação com os grupos sanguíneos ABO. J Forensic Dent SciVol 3(2) : 77-80

38. Barbaro A, Cormaci P. Tipagem de ADN a partir de impressões de batom na pele. Forensic Science International : Genetics Supplement Series 2 (2009) : 125-126

39. Saad Mw, Kamel Ah, Hassan F.Z, El-Otiefy M.A. Egypt, J. Genetic Studies on the Inheritance of Lip Prints in-Cleft Lip and Palate. Plast. Reconstr. Surg.Vol. 29(1):9 -12

40. Neiswanger K, Chirigos KW, Klotz CM, Cooper ME, Bardi KM, Brandon CA ,et al. Whorl Patterns on the Lower Lip are Associated with Nonsyndromic Cleft Lip with or without Cleft Palate. Am J Med Genet A ; 149A(12) : 2673-2679

41. English WR, Robison SF, Summitt JB, Oesterle LJ, Brannon RB e Morlang WM.Individuality of Human Palatal Rugae. JFSCA1988, Vol. 33(3): 718-726.

42. Mona M. Abou Ei-Fotoh, e Gamal Zul Hemma Ei-Sharkawy. Um estudo do padrão das rugas palatinas (rugoscopia) numa população egípcia. Egyptian Dent J,44; 3177: 3184.

43. Sharma P, Saxena S, Rathod V. Comparative reliability of cheiloscopy and palatoscopy in human identification.Ind J Dent Res, 20(4):453-7

44. Muthusubramanian M, Limson KS, Julian R. Análise de rugas em vítimas de queimaduras e cadáveres para simular a identificação de rugas em casos de incineração e decomposição. J Forensic Odontostomatol 2005;23:26-9

45. Ohtani M, Nishida N, Chiba T, Fukuda M, Miyamoto Y,Yoshioka N. Indicação e limitações do uso de sulcos palatinos para identificação de indivíduos em casos edêntulos. Forensic Sci Int 176 (2008) 178-182

46. Hemanth M, Vidya M, Shetty N, Karkera BV. Identificação de indivíduos a partir de sulcos palatinos: um método assistido por computador. J Forensic Dent Sci 2010 : 2(2) :86-90

47. Santos KCd, Fernandes CMS, Serra MdC. Avaliação de um método digital para identificação de pessoas a partir de radiografias de palato. Braz J Oral Sci. 10(3):199-203

48. Carey JC, Cohen MM Jr, Curry CJR, Devriendt K, Holmes LB, Verloes A. 2009. Elementos de morfologia: terminologia normalizada para lábios, boca e região oral. Am

J Med Genet Part A 149A:77-92.

49. M. Renaud, L'identification che'iloscopique en me'dicine le'gale, Le chirurgien dentiste de France, outubro de 1973, p. 65-69.

50. Prabhu R V, Dinkar A D, Prabhu V D. Recolha de impressões labiais como prova forense em locais de crime - uma visão geral. Jornal de investigação sobre saúde oral 1(4) :129-135

51. Nagasupriya A, Dhanapal R, Reena K, Saraswathi TR, Ramachandran CR. Patterns - "A crime solver". J of Forensci Dent Sci. 3(1): 3-7

52. Rastogi P, Parida ALip Impressões digitais - uma ajuda à identificação. Australian J of Forensic Sci, DOI:10.1080/00450618.2011.610819

53. Vats Y, Dhall JK, Kapoor AK. Hereditariedade dos padrões de impressão labial nas populações do Norte da Índia. J Forensic Res 2011, Vol. 2(7): 1-3

54. Sharma P, Saxena S, Rathod V. Cheiloscopia: O estudo das impressões labiais na identificação do sexo. J Forensic Dent Sci 1(1) : 24-27

55. Patnaik VVG, Kaushal S, Gagandeep KG. Identificação de pessoas a partir de impressões labiais (cheiloscopia) - Um estudo em 500 mulheres Punjabi. J Indo-Pacific Acad Forensic Odonto Vol 1 (2) :20-23

56. Vahanwala S. Exame de impressões labiais como instrumento de metodologia forense. J Indian Dent Assoc 2000;71:268-71

57. Randhawa K, Narang RS, Arora PC. Estudo do impacto das alterações de idade no padrão de impressão labial e da sua fiabilidade para a determinação do sexo. J Forensic Odontostomatol 2011;29:2:45-51

58. Agostinho J , Barpande SR, Tupkari JV. A queiloscopia como ferramenta de identificação forense: um estudo de 600 indivíduos. J Forensic Odontostomatol 2008;27:2:44-52

59. Singh NN, Brave VR, Khanna S. Corantes naturais versus corantes lisocromáticos em cheiloscopia: uma avaliação comparativa. J Forensic Dent SciVol 2(1) : 11-17

60. Kumar P, Mastan K M K, Patil S. Cheiloscopia: Eficácia do corante fluorescente versus corante lisocromo no desenvolvimento de impressões labiais invisíveis. Int. J of Contemporary Dentistry 1(3): 3-6

61. Navarro E, Castello A, Lo'pez J L, Verdu F. Criminalystic: Effectiveness of lysochromes on the developing of invisible lipstick-contaminated lipmarks on human skin Um estudo preliminar. Forensische Wissenschaft International 158 (2006) 9-13

62. Navarro E, Castello' A, Lo'pez-Alfaro JA ,Verdu' F. Mais sobre o desenvolvimento de marcas de lábios invisíveis contaminadas com batom na pele humana: a utilidade dos corantes fluorescentes . Revue de médecine légale et médico-légale 14 (2007) 340-342

63. Castello' A , Alvarez M, e Verdu' F. Apenas marcas de lábios? Não: pode ser outra coisa. The FASEB Journal. Vol. 18: 615-616

64. M.A. Molano, J.H. Gil, J.A. Jaramillo, S.M. Ruiz. Estudio queilosco'picoen estudiantes de la facultad de odontologi'a de la Universidad de Anti'-oquia, Rev. Fac. Odontol. Univ. Antioquia 14 (1) (2002) 26-33.

65. Williams TR. Impressões labiais - outro meio de identificação. J Forensic Indent. 1991;41 : 1904.

66. Kasprzak J. Chéiloscopie. In: Encyclopedia of Forensic Sciences. Jay A. Siegal, Saukko PJ, Geoffrey C. Knupfer (eds). agosto de 2000; 1: 358-61.

67. Kim JO, Lee W Hwang J, Baik KS, Chung CH. Reconhecimento de impressões digitais para sistemas de segurança utilizando uma arquitetura multiresolução. Future Generation Computer Systems 20 (2004) 295-301

68. Castello' A, Segui M A, Verdu F. Impressões labiais luminosas como prova. Forensic Science International 155 (2005) 185-187

69. Hermosilla, V. V.; San Pedro, V. J.; Cantm, L. M. & Suazo, G. I. C. Rugas palatinas: análise sistemática de sua forma e dimensões para uso na identificação humana. Int. J. Morphol,2009, 27(3):819-825

70. Bhullar A, Kaur RP, Kamat MS (2011) Palatal Rugea - an Aid in Clinical Dentistry. J Forensic Res 2:124. doi:10.4172/2157-7145.1000124

71. G. Hauser, A. Daponte* e M. J. Roberts. Palatinal rugae.J. Anal. (1989), 165 ; 237-249

72. Kapali S, Townsend G, Richards L, Parish T. Palatinal rugae patterns in Australian Abor igines and Caucasians. Australian Dent J1997;42:(2):129-33.

73. Kamala R, Gupta N, Bansal A, Sinha A. Palatal Rugae Pattern as an Aid for Personal Identification: A Forensic Study. JIAOMR 2011;23(3):173-178.

74. Nayak P, Acharya AB, Padmini AT, H. Kaveri. Diferenças na forma da rugosidade palatina em duas populações indianas. archives of oral biology 52(2007) 977 - 982

75. Thomas, C. J., Kotze, T. J. v. W., e Nash, I. M., "The Palatal Rugs Pattern in Possible Paternity Determination" J Forensic Sci, JFSCA, (1986) Vol. 31(l) ; 288-292

76. D. De Angelis, et al, Palatal rugae as an individualising marker: reliability for forensic odontology and personal identification, Sci. Justiça (2011), doi:10.1016/j.scijus.2011.09.002

77. Manjunath S, Bakkannavar SM, Kumar P, Bhat VJ , Prabhu N , Kamath A,et al.Palatinal rugae patterns among the Indians at Manipal, India. JPBMS, 2012, 20 (10) ; 1-5

78. Parihar A,Yjvender , Vaid N,Parihar S.Plicae palatine transeverse : marco importante.J

Asian pacific ortho soc.2010 Vol.1 (2)

79. Avon SL. Medicina dentária forense: o papel e a responsabilidade do dentista. J Can Dent Assoc 2004; 70:453-8

80. Shamim T. Uma proposta de nova classificação de trabalho para a medicina dentária forense. J Coll Physicians Surg Pak 2011;21:59.

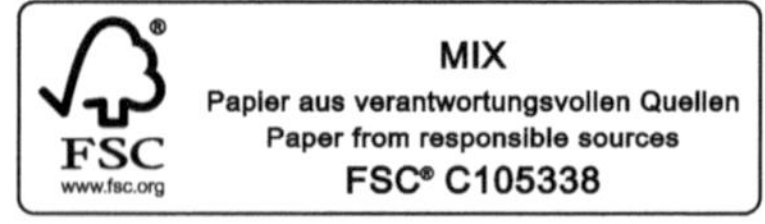

Printed by Books on Demand GmbH, Norderstedt / Germany